全国中医药行业高等教育“十三五”规划教材

全国高等中医药院校规划教材（第十版）

# 分子生药学

（新世纪第二版）

（供中药学、中药资源与开发、中药制药、药学等专业用）


**主　审**

黄璐琦（中国中医科学院）

**主　编**

刘春生（北京中医药大学）　　袁　媛（中国中医科学院）

**副主编**

周　涛（贵阳中医学院）　　俞年军（安徽中医药大学）
王小刚（华中科技大学同济药学院）　　高　伟（首都医科大学）
欧阳臻（江苏大学药学院）

**编　委**（以姓氏笔画为序）

丁常宏（黑龙江中医药大学）　　白吉庆（陕西中医药大学）
邢朝斌（华北理工大学生命科学学院）　　朱　芸（石河子大学药学院）
刘大会（湖北中医药大学）　　许　亮（辽宁中医药大学）
李国栋（云南中医学院）　　杨晶凡（河南中医药大学）
吴　波（江西中医药大学）　　吴文如（广州中医药大学）
吴兰芳（河北中医学院）　　张春荣（广东药科大学）
国锦琳（成都中医药大学）　　赵　群（皖西学院生物与制药工程学院）
胡　静（天津中医药大学）　　晋　玲（甘肃中医药大学）
高建平（山西医科大学）　　郭万里（浙江理工大学生命科学学院）
韩琳娜（山东中医药大学）　　蔡广知（长春中医药大学）

**学术秘书**

刘　娟（中国中医科学院）

**绘　图**

徐　亟（中国中药杂志）



中国中医药出版社

·北　京·

图书在版编目（CIP）数据

分子生药学/刘春生，袁媛主编．—2版．—北京：中国中医药出版社，2017.7（2021.8重印）

全国中医药行业高等教育“十三五”规划教材

ISBN 978-7-5132-4259-2

Ⅰ.①分…　Ⅱ.①刘…②袁…　Ⅲ.①分子生物学-生药学-中医学院-教材　Ⅳ.①R93

中国版本图书馆CIP数据核字（2017）第121252号

请到“医开讲＆医教在线”（网址：www.e-lesson.cn）注册登录后，刮开封底“序列号”激活本教材数字化内容。

中国中医药出版社出版

北京经济技术开发区科创十三街31号院二区8号楼

邮政编码　100176

传真　010 64405721

廊坊市晶艺印务有限公司印刷

各地新华书店经销

开本 850×1168　1/16　印张 8.25　字数 206 千字

2017年7月第2版　2021年8月第3次印刷

书号　ISBN 978-7-5132-4259-2

定价　35.00元

网址　www.cptcm.com

**社长热线　010-64405720**

**购书热线　010-89535836**

**侵权打假　010-64405753**

**微信服务号　zgzyycbs**

**微商城网址　https://kdt.im/LIdUGr**

**官方微博　http://e.weibo.com/cptcm**

**天猫旗舰店网址　https://zgzyycbs.tmall.com**

如有印装质量问题请与本社出版部联系（010 64405510）

全国中医药行业高等教育“十三五”规划教材

全国高等中医药院校规划教材（第十版）

# 专家指导委员会

全国中医药行业高等教育“十三五”规划教材

# 编审专家组

**组　长**

王国强（国家卫生计生委副主任　国家中医药管理局局长）

**副组长**

张伯礼（中国工程院院士　天津中医药大学教授）
王志勇（国家中医药管理局副局长）

**组　员**

卢国慧（国家中医药管理局人事教育司司长）
严世芸（上海中医药大学教授）
吴勉华（南京中医药大学教授）
王之虹（长春中医药大学教授）
匡海学（黑龙江中医药大学教授）
刘红宁（江西中医药大学教授）
翟双庆（北京中医药大学教授）
胡鸿毅（上海中医药大学教授）
余曙光（成都中医药大学教授）
周桂桐（天津中医药大学教授）
石　岩（辽宁中医药大学教授）
黄必胜（湖北中医药大学教授）

# 前言

为落实《国家中长期教育改革和发展规划纲要（2010–2020年）》《关于医教协同深化临床医学人才培养改革的意见》，适应新形势下我国中医药行业高等教育教学改革和中医药人才培养的需要，国家中医药管理局教材建设工作委员会办公室（以下简称“教材办”）、中国中医药出版社在国家中医药管理局领导下，在全国中医药行业高等教育规划教材专家指导委员会指导下，总结全国中医药行业历版教材特别是新世纪以来全国高等中医药院校规划教材建设的经验，制定了“‘十三五’中医药教材改革工作方案”和“‘十三五’中医药行业本科规划教材建设工作总体方案”，全面组织和规划了全国中医药行业高等教育“十三五”规划教材。鉴于由全国中医药行业主管部门主持编写的全国高等中医药院校规划教材目前已出版九版，为体现其系统性和传承性，本套教材在中国中医药教育史上称为第十版。

本套教材规划过程中，教材办认真听取了教育部中医学、中药学等专业教学指导委员会相关专家的意见，结合中医药教育教学一线教师的反馈意见，加强顶层设计和组织管理，在新世纪以来三版优秀教材的基础上，进一步明确了“正本清源，突出中医药特色，弘扬中医药优势，优化知识结构，做好基础课程和专业核心课程衔接”的建设目标，旨在适应新时期中医药教育事业发展和教学手段变革的需要，彰显现代中医药教育理念，在继承中创新，在发展中提高，打造符合中医药教育教学规律的经典教材。

本套教材建设过程中，教材办还聘请中医学、中药学、针灸推拿学三个专业德高望重的专家组成编审专家组，请他们参与主编确定，列席编写会议和定稿会议，对编写过程中遇到的问题提出指导性意见，参加教材间内容统筹、审读稿件等。

本套教材具有以下特点：

**1. 加强顶层设计，强化中医经典地位**

针对中医药人才成长的规律，正本清源，突出中医思维方式，体现中医药学科的人文特色和“读经典，做临床”的实践特点，突出中医理论在中医药教育教学和实践工作中的核心地位，与执业中医（药）师资格考试、中医住院医师规范化培训等工作对接，更具有针对性和实践性。

**2. 精选编写队伍，汇集权威专家智慧**

主编遴选严格按照程序进行，经过院校推荐、国家中医药管理局教材建设专家指导委员会专家评审、编审专家组认可后确定，确保公开、公平、公正。编委优先吸纳教学名师、学科带头人和一线优秀教师，集中了全国范围内各高等中医药院校的权威专家，确保了编写队伍的水平，体现了中医药行业规划教材的整体优势。

**3. 突出精品意识，完善学科知识体系**

结合教学实践环节的反馈意见，精心组织编写队伍进行编写大纲和样稿的讨论，要求每门教材立足专业需求，在保持内容稳定性、先进性、适用性的基础上，根据其在整个中医知识体系中的地位、学生知识结构和课程开设时间，突出本学科的教学重点，努力处理好继承与创新、理论与实践、基础与临床的关系。

**4. 尝试形式创新，注重实践技能培养**

为提升对学生实践技能的培养，配合高等中医药院校数字化教学的发展，更好地服务于中医药教学改革，本套教材在传承历版教材基本知识、基本理论、基本技能主体框架的基础上，将数字化作为重点建设目标，在中医药行业教育云平台的总体构架下，借助网络信息技术，为广大师生提供了丰富的教学资源和广阔的互动空间。

本套教材的建设，得到国家中医药管理局领导的指导与大力支持，凝聚了全国中医药行业高等教育工作者的集体智慧，体现了全国中医药行业齐心协力、求真务实的工作作风，代表了全国中医药行业为“十三五”期间中医药事业发展和人才培养所做的共同努力，谨向有关单位和个人致以衷心的感谢！希望本套教材的出版，能够对全国中医药行业高等教育教学的发展和中医药人才的培养产生积极的推动作用。

需要说明的是，尽管所有组织者与编写者竭尽心智，精益求精，本套教材仍有一定的提升空间，敬请各高等中医药院校广大师生提出宝贵意见和建议，以便今后修订和提高。

国家中医药管理局教材建设工作委员会办公室

中国中医药出版社

2016 年 6 月

# 编写说明

全国中医药行业“十三五”规划教材是根据国务院《中医药健康服务发展规划（2015—2020年）》《教育部等六部门关于医教协同深化临床医学人才培养改革的意见》（教研〔2014〕2号）精神，在国家中医药管理局教材建设工作委员会宏观指导下，以全面提高中医药人才的培养质量、积极与实践接轨为目标，依据中医药行业人才培养规律和实际需求，由国家中医药管理局教材建设工作委员会办公室组织建设，旨在体现近年来高等中医药教育教学改革和科研成果，全面推进素质教育。

分子生药学（molecular pharmacognosy）是在分子水平上研究中药的鉴定、质量的形成及活性成分生产的一门学科，主要研究对象是生物来源的中药及其资源，与药用植物学、中药鉴定学、中药资源学、中药栽培学、中药化学密切相关。教材内容遵循国家“十三五”规划教材编写的指导思想，突出黄璐琦院士提出的现阶段“以中药分子鉴定为基础、道地药材形成分子机制为特色、应用合成生物学生产活性成分为前沿”的分子生药学发展任务，密切结合中药生产和科研实践，具有以下特色：

**1. 综合性与创新性结合** 本科生的教学质量是中药学科发展的基础，优秀的本科生应该具有较广的知识面与较好的实践能力。本教材充分体现了实践能力和创新能力的培养，注意新方法、新思路的探讨，力求突出基本理论、基本知识、基本技能，体现思想性、科学性、先进性、启发性、适用性，为学生知识、能力、素质协调发展创造条件。

**2. 可读性与实用性统一** 本版教材在强调科学性、先进性的基础上，突出了教材的可读性。绘制了大量手绘原理图，并加入科研实例，使学生更直观、更形象地学习与理解该学科，提高学生对中药创新研究以及生命科学的兴趣。

本教材由刘春生、袁媛主编，负责教材内容的整体设计，并编写了第一章绪论部分；第二章为分子生药学的基本技术原理，由王小刚领衔，组织丁常宏、吴波、赵群、张春荣、国锦琳编写；第三章为中药分子鉴定，由俞年军领衔，组织吴文如、朱芸、杨晶凡、晋玲、蔡广知、许亮编写；第四章为中药活性成分生物合成与生产，由高伟领衔，组织郭万里、刘大会、欧阳臻、吴兰芳、韩琳娜编写；第五章为道地药材形成的遗传机理，由周涛领衔，组织胡静、高建平、邢朝斌、李国栋、白吉庆编写。编委会秘书刘娟，绘图由徐亟完成。

本教材数字化工作是在国家中医药管理局中医药教育教学改革研究项目的支持下，由中国中医药出版社资助展开的。该项目（GJYJS16110）由欧阳臻教授负责，编委会全体成员共同参与。

本教材的编写是全体参编人员智慧的结晶和辛勤劳动的结果，在编写过程中得到中国工程院黄璐琦院士的指导，以及各编委所在单位的大力支持，在此一并致以衷心感谢。本教材涉及知识面较广，在编写框架和内容安排方面均有一定难度，若存在缺漏，恳请广大师生在使用过程中多提宝贵意见，以便再版时修订提高。

《分子生药学》编委会

2017 年 5 月

# 目 录

# 第一章 绪 论

“生药”一词在我国出现很早，它是相对“熟药”而来的。宋代官府设立“熟药库”“熟药所”等机构，负责炮制、修合、储藏、出售饮片或成药制剂。与此相对，生药是指未作加工或经简单加工的药材。明代太医院规定：“凡天下解纳药材，俱贮本院生药库”，“凡太医院所用药饵，均由……各地解来生药制造”。清代太医院规定：“凡遇内药房取用药材……俱以生药材交进，由内药房医生切造炮制”。由此可见，我国古代所谓生药是和“熟药”相对的名称，约为药材的同义词。

目前我国已经形成了较为完善的生药鉴定及质量控制体系，但是依然有一些重要问题未得到阐明，如多来源药材的鉴定、正品和近缘伪品的鉴定、道地药材的形成机制等。随着中药材规范化栽培的推广，又产生了新的问题，如药用植物种质资源的鉴定评价等。

近年来，随着分子生物学的飞速发展，它在解决生物学及其分支学科相关科学问题中起着越来越重要的作用，生物来源中药及其资源研究也迅速吸收分子生物学的知识和技术，以解决中药鉴定、质量形成和有效成分生产等关键问题，从而派生出新的学科——分子生药学。

## 一、分子生药学的起源

分子生物学（molecular biology）一词最早于1945年由William Astburyz提出。1953年Waston和Crick发现DNA双螺旋结构后，分子生物学迅速成为20世纪发展最快、对人类影响最大的学科之一。

PCR技术是分子生物学领域最重要的发现之一。1983年Kary Mullis提出了聚合酶链式反应的设想，1985年发明了聚合酶链式反应，1988年PE-Cetus公司推出第一台PCR仪，1989年*Science*杂志报道了耐热性的*Taq* DNA聚合酶，1993年Mullis因为发明聚合酶链式反应而获得诺贝尔化学奖。从此，PCR技术逐渐被生命科学的各个学科利用，不断促进生命科学的发展。

1995年，我国科学家黄璐琦院士敏锐地观察到PCR技术在生药学领域的巨大潜力，分析了分子生物学和生药学结合的理论基础，对分子生物学技术在生药学中的应用进行了展望，认为其在药材鉴定、生产和活性成分获取等方面有着广泛的运用前景，首次提出了“分子生药学（molecular pharmacognosy）”的概念。

## 二、分子生药学的含义

生药指未作加工或经简单加工的药材，生药除中药材外，还包括民族药材、民间草药、药食两用药（食）材、国外天然药材等。

中药包括中药材、中药饮片和中成药，广义的中药还包括民族药和民间药，以及由境外引进的植物药。

药用植物和药用动物制成的药材称为生物来源药材，药用矿物制成的药材称为非生物来源药材；除此之外，还有少数药材来自人工合成，如人工冰片（合成龙脑），少数药材来自人工配制，如人工牛黄等。生物来源药材是本学科的主要研究对象。

分子生药学是在分子水平上研究中药的鉴定、质量的形成及活性成分生产的一门学科。分子生药学的主要研究对象是生物来源中药及其资源。分子生药学的含义随着中药科研和生产的需要不断更新。

## 三、分子生药学的任务

### （一）从分子水平研究中药的鉴定

**1. 从分子水平评价中药的基原物种**　中药的基原物种有的来源明确，如中药人参来源于五加科人参 *Panax ginseng* C. A. Mey.；有的中药的基原物种分类学家有争议，如小蓟的基原植物，《中华人民共和国药典》（简称《中国药典》）认为其为刺儿菜 *Cirsium setosum*（Willd.）MB.，而 *Flora of China* 认为应将其合并入丝路蓟 *Cirsium arvense*（Linnaeus）Scopoli，并将其学名修订为 *Cirsium arvense* var. *integrifolium* Wimmer et Grabowski。其次，物种的进化机制十分复杂，利用物种形态和基因片段表示物种进化关系可能出现偏差，如果基因树不能反映物种的进化，该物种则不能利用基因片段进行分子鉴定。因此，在进行分子鉴定之前，首先应对物种进行评价。

**2. 从分子水平研究中药鉴定**　目前《中国药典》已经建立了较为完善的中药性状、显微和理化鉴定体系，但是动物药的鉴定、正品和近缘伪品的鉴定等问题仍需要探索新的鉴定方法。分子鉴定因其具有较高的分辨率及客观性越来越受到人们的重视，目前特异性 PCR 鉴别法、PCR-RFLP 鉴别法已经被收入《中国药典》一部，中药材 DNA 条形码分子鉴定法指导原则被收入《中国药典》四部。

### （二）在分子水平研究中药的质量形成

**1. 从分子水平研究道地药材的形成**　使用道地药材是中药的用药特色，道地药材是经过长期临床实践总结出来的中药质量标准之一。长期以来，对道地药材的理解几乎处于"知其然而不知其所以然"的状态。目前，相关学科已经对道地药材的外观性状和化学表型、产地气候和土壤特征等方面展开了研究。分子生药学将从道地药材的遗传特征，尤其是产地生态因子与药材基因表达响应机制等方面展开深入研究，深化人们对道地药材的认识。

**2. 从分子水平研究中药种质资源**　随着中药规范化种植的推广，好种质才能产生好药材的理念越来越深入人心。人们试图从野生优质中药种源中寻找优良种质，分子生药学可以从遗传角度揭示不同种源的差异，阐明优质药材的形成机理；其次，在进行育种的时候，也可以通过分子生药学技术揭示亲本之间的遗传差异，为选择育种亲本提供依据。

### （三）中药活性成分的生物合成与生产

**1. 从分子水平解析中药活性成分的生物合成途径**　中药生物技术资源保护是未来解决濒危中药资源的可能途径之一，合成生物学是重要的研究策略，解析活性成分的生物合成途径是实现中药活性成分生物合成的前提。克隆活性成分的生物合成途径基因，逐步解析活性成分生物合成途径是分子生药学的重要任务之一。目前，紫杉醇、青蒿素等的生物合成途径解析已取

NOTE

得较大进展。

**2. 研究中药活性成分的生物合成** 随着中药活性成分的不断阐明，组分中药逐渐成为新药开发的一个方向；与此同时，随着中药活性成分生物合成途径的不断阐明，利用合成生物学方法合成活性成分越来越受到人们的重视，细胞工厂合成中药活性成分逐渐成为可能。中药活性成分的生物合成是分子生药学的重要研究任务，生物合成和化学合成组合将成为活性成分的生产方式之一。

另外，中药资源分类、濒危中药资源保护等也是分子生药学的任务。

## 四、分子生药学和相关学科的关系

药用植物学、生药学、中药鉴定学、中药资源学、中药栽培学、天然药物化学（中药化学）都和分子生药学有密切的关系。从名称来看，分子生药学和生药学关系密切，有人误认为分子生药学是生药学的一个研究方向，实际则不然。分子生药学的理论基础是分子生物学，是利用分子生物学技术研究中药的学科，是从分子水平研究中药的鉴定、质量的形成和活性成分生产的学科。

## 五、分子生药学的学习方法

分子生药学的基础是药用植物学、中药资源学、中药鉴定学和中药化学等学科，要学好分子生药学首先要学好这些课程；其次，分子生药学的理论和技术基础是分子生物学，要学好分子生药学对分子生物学的基本知识也要有所了解，只有在中药学和分子生物学的基础上才能学好分子生药学；第三，分子生药学作为一门新兴学科，发展迅速，在学习的同时，要广泛涉猎期刊杂志，了解分子生药学的最新发展，才能准确理解分子生药学的课程内容。

# 第二章　基本技术原理

## 第一节　DNA 基本技术原理

脱氧核糖核酸（deoxyribonucleic acid，DNA）是生物体中的主要遗传物质。原核细胞的DNA 集中分布于拟核中，真核细胞的 DNA 则主要集中在细胞核内，而且真核细胞的线粒体、叶绿体等细胞器中也含有少量的 DNA。DNA 以基因（gene）的形式负载遗传信息，是生物遗传信息复制和基因转录的模板。

### 一、DNA 提取与纯化

#### （一）DNA 的理化性质

DNA 由碳、氢、氧、氮、磷 5 种元素组成，基本组成单位是脱氧核糖核苷酸。脱氧核糖核苷酸又是由脱氧核糖、磷酸和含氮碱基组成，其中碱基有 4 种，分别是腺嘌呤（Adenine，A）、鸟嘌呤（Guanine，G）、胞嘧啶（Cytosine，C）和胸腺嘧啶（Thymine，T）。

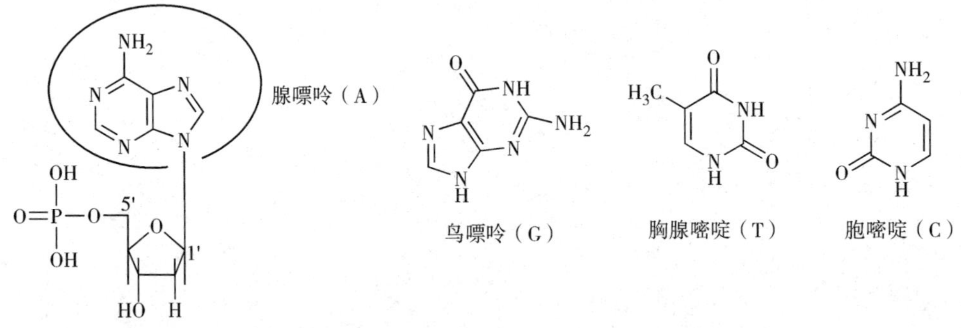

腺嘌呤（A）　5'-腺嘌呤脱氧核苷酸（5'-dAMP）　鸟嘌呤（G）　胸腺嘧啶（T）　胞嘧啶（C）

DNA 是白色纤维状固体，为线性高分子。DNA 微溶于水，呈酸性，易溶于碱性溶液，不溶于乙醇、乙醚和氯仿等有机溶剂。提取 DNA 时常用异丙醇或乙醇从溶液中沉淀 DNA。DNA 的黏度极大，当其变性或是降解后，黏度降低。

DNA 既含有酸性的磷酸基团，又含有弱碱性的碱基，因此能够发生两性解离。溶液的 pH 值会影响 DNA 的解离状态。因为 DNA 中的磷酸基团酸性较强，使得整个分子相当于多元酸。DNA 中的嘌呤、嘧啶都具有共轭双键，可以强烈吸收紫外光，在 260nm 处有最大吸收峰。

在过酸、过碱、加热等理化因素的作用下，DNA 分子互补碱基对之间的氢键断裂，DNA 双螺旋解链变成两条单链，即为变性（denaturation）。在 DNA 解链过程中，260nm 处的吸光度增加，增加量与解链程度呈一定的比例关系，称为 DNA 的增色效应（hypochromic effect）。增色效应能够衡量 DNA 变性的程度，当紫外光吸收值达到最大值 50%时的温度称为 DNA 的解链温度（melting temperature，$T_m$），$T_m$值的大小与 DNA 分子中所含碱基的 G+C 含量相关，G+C 含量越高，$T_m$值越高。

变性的 DNA 在适当条件下，两条互补链可重新恢复天然的双螺旋构象，称为复性（renaturation）。热变性的 DNA 在缓慢冷却时发生复性过程称为退火（annealing）。在复性的过程中，DNA 溶液的 $OD_{260}$值会减小，称为减色效应（hypochromic effect）。

### （二） DNA 提取方法

DNA 提取流程如下（图 2-1）：

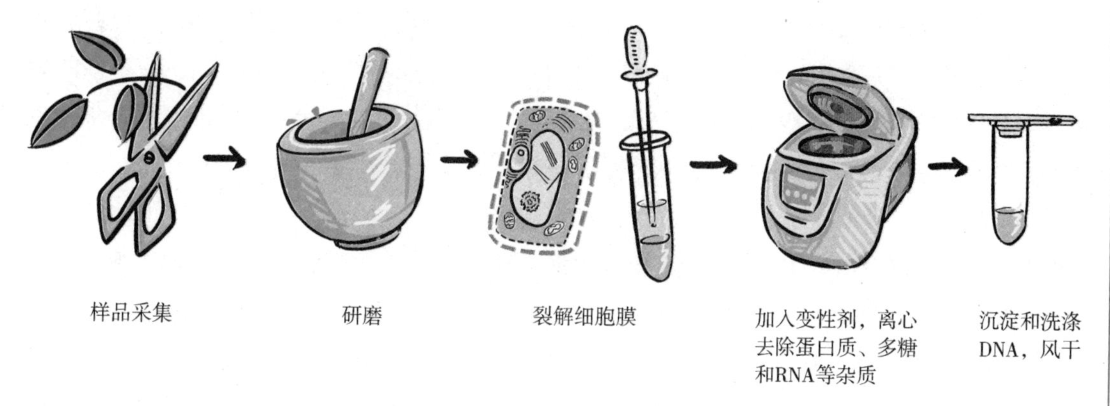


**图 2-1　DNA 提取流程**

**1. 粉碎组织**　新鲜的植物组织一般在液氮中快速冷却，然后用研钵研碎，以达到粉碎组织和破坏细胞壁的目的。分离细胞器 DNA 时需要采用较为温和的方法进行破壁，一般在含有渗透剂的缓冲液中，于 4℃匀浆破壁，防止内膜系统过早被破坏。对于动物组织来说，如果是鲜品，需立即剪碎，加入适量的消化裂解液温浴；如果是干品，则洗净烘干后，加入玻璃砂研磨粉碎，然后加入适量的消化裂解液温浴。

**2. 破坏细胞膜**　通常加入含溴化十六烷基三甲胺（cetyltriethyl ammnonium bromide，CTAB）或十二烷基磺酸钠（sodium dodecyl sulfate，SDS）等表面活性剂的提取缓冲液温浴一段时间，破坏细胞膜，释放 DNA 到提取缓冲液中。CTAB 和 SDS 这些表面活性剂还能够防止 DNA 被内源核酸酶降解。提取缓冲液中通常还包含乙二胺四乙酸（ethylenediamine tetraacetic acid，EDTA），β-巯基乙醇（β-mercaptoethanol）、聚乙烯吡咯烷酮（polyvinyl pyrrolidone，PVP）等成分。动物组织还需加入蛋白酶 K（proteinase K）进行消解。当 DNA 释放出来后，实验操作的动作要轻，因为剧烈震荡会打断溶液中的 DNA，破坏其分子的完整性。

**3. 去除杂质**

（1）蛋白质和 RNA 的去除　温浴结束后，加入氯仿∶异戊醇（24∶1）混匀后离心，吸取上清液，以达到去除蛋白质和细胞碎片的目的，其中氯仿能够使蛋白质变性，还有助于水相与有机相分离，去除植物色素，加入的少量异戊醇则能够减少抽提过程中气泡的形成；还可以使用苯酚与氯仿混合液来去除蛋白质。此步骤可根据实际情况重复进行 2~3 次。如需去除 RNA，可以在第一次吸取的上清液中加入 RNA 酶（RNase）。

（2）多糖和淀粉的去除　如果提取物中多糖和淀粉含量高，可以利用其与 DNA 在不同盐

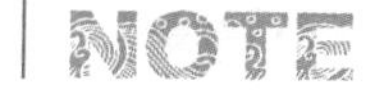

溶液中的溶解性差异，达到去除多糖类杂质的目的。如利用 CTAB 法提取 DNA 时，可以增加 CTAB 提取缓冲液中盐的浓度。高盐溶液可以增加多糖和淀粉在异丙醇或乙醇中的溶解度，从而使 DNA 优先沉淀，达到有效去除淀粉和多糖的目的，同时也可延长破坏细胞膜步骤中的温浴时间，有助于 DNA 从细胞中释放。氯苯可以与多糖的羟基作用除去多糖，因此可以在 DNA 的提取缓冲液中加入 0.5 体积的氯苯；另一种方法是在氯仿和异戊醇（24∶1）抽提后的水相中加入一半体积的 5mol/L NaCl，然后再加入异丙醇或乙醇沉淀 DNA，使多糖仍溶解在高盐溶液中而被去除；还可以利用糖苷水解酶水解多糖以达到去除杂质的目的；而市售的 DNA 纯化试剂盒则多采用柱层析法去除多糖类杂质。

（3）*去除酚类物质* 在 DNA 提取缓冲液中加入防止酚类氧化的试剂，如 β-巯基乙醇、抗坏血酸、半胱氨酸、二硫苏糖醇等。这些试剂能够通过提供巯基和酚类物质竞争氧，以防止酚氧化成醌。其中，最常用的是 β-巯基乙醇。在一些多酚含量高的样品中，加入的 β-巯基乙醇浓度可高达 5%。同时还需要加入易于和酚类结合的试剂，如 PVP、PEG（聚乙二醇）等，利用它们与酚类物质结合力强并能形成不溶性络合物的性质，达到去除杂质的目的。值得注意的是，所有抗氧化剂都要在研磨前单独加入，否则无效。

**4. 沉淀和保存 DNA** 在吸取的上清液中加入异丙醇或乙醇沉淀 DNA 时，如能观察到白色的细纤丝及纤维团状的 DNA，可用吸头将其轻轻绕住并取出洗涤，可得到比离心沉淀法纯度更高的 DNA，更能有效地去除杂质。如果析出的 DNA 量少，则需要离心沉淀后洗涤。如果下游操作对 DNA 的纯度要求较高，还需要进行纯化，纯化的方法可以通过 DNA 纯化试剂盒或是氯化铯密度梯度离心的方法来完成。洗涤好的 DNA 风干后，可以溶解在去离子水或是 TE 缓冲液（含 10mmol/L Tris-HCl 和 1mmol/L EDTA，pH8.0）中，-20℃保存。

除了上面的 CTAB 法和 SDS 法，快速简便的碱裂解法在中药材 DNA 提取中的应用也越来越广泛。药材粉末在 0.2~1.0mol/L 的 NaOH 或 KOH 溶液（含 PVP、Triton X-100 等添加剂）中裂解，蛋白质和 DNA 发生变性，当加入中和液（0.1mol/L Tris-HCl，pH8.0）后，DNA 分子能迅速复性，呈溶解状态留于离心后的上清液中，然后可吸取上清液作为 DNA 模板溶液直接进行 PCR 反应。碱裂解法具有方法简单、操作步骤少、不需要使用苯酚等有毒试剂的特点，可用于中药材 DNA 的快速提取。

以上方法在具体应用中，可根据生物样品的不同，对温浴时间和试剂浓度做一定的调整和改进，以便获得更好的结果。

### （三）不同类型药材 DNA 提取要点

**1. 新鲜的植物材料** 新鲜采集的植物材料先用水快速清洗，去除表面的泥土和尘埃，用滤纸吸干，放入盛有液氮的研钵中研磨。体积较大和含水量较高的植物材料可用剪刀剪成小块再放到液氮中研磨，也可将小块样品直接放入离心管中，加入提取缓冲液、石英砂和抗氧化剂（如 β-巯基乙醇、PVP 等），用研棒研碎后马上水浴提取。如样品采集地与实验室距离较远，可在采集袋中加入硅胶干燥剂快速干燥新鲜样品，防止 DNA 降解，然后带回实验室提取 DNA。

**2. 干燥的植物药材** 通常根和根茎组织中多酚、多糖含量高，在研磨时多酚极易氧化成醌类，使 DNA 带有一定颜色，在纯化过程中很难去除，影响后续的 PCR 反应，因此要注意多糖、多酚的去除。提取时水浴时间一般为 90 分钟，对于质地坚硬的，可以延长水浴时间并降低水浴温度，如 56℃水浴 8~12 小时，使得 DNA 充分释放到缓冲溶液中。此外，根茎类药材富含纤维和淀粉等物质，需加大样品量才能提取到足量DNA，可用大容量离心管（5mL或15mL）抽提。皮类中药材组织中富含薄壁组织和纤维等，加液氮不易研磨成细粉，需适当增加样品量，同时应增加β-巯基乙醇和PVP的使用量。叶、花、全草类药材如保存时间较久可适当增加水浴时间，降低水浴温度，如56℃水浴8~12小时。果实及种子类中药材中多富含油脂，研磨时易被氧化，且易黏着在研钵壁上，损失较大，提取时需增加样品量。另外，对研磨后的材料可用丙酮浸提，去除脂溶性酚类化合物。

**3. 动物类药材**　肌肉类动物药材如海龙、蛇类、蛤蚧等，需使用75%乙醇擦拭表面消除外源性污染，待乙醇挥发后进行充分研磨。含有脂类较多的动物内脏器官如哈蟆油，首先用不含蛋白酶K和SDS的缓冲液浸泡药材，SDS在55~65℃条件下能裂解细胞，释放出核酸；然后在消化缓冲液中增加SDS含量，有利于脱去脂类。角甲类药材如龟甲、鳖甲和鹿茸等，由于DNA含量较低，样品量要适当增大，也可用大容量离心管抽提。壳类药材如石决明、瓦楞子、蛤壳等，由于存在共生或寄生生物，提取前需进行去除。

#### （四）DNA质量检测

纯的DNA沉淀为白色，干后透明。若干后是白色，则说明蛋白质类杂质较多；若呈黄至棕色，则含有多酚类杂质；若呈胶冻状则含有多糖类杂质。DNA质量检测方法通常有以下两种：

**1. 紫外分光光度法**　DNA在260nm处有最大吸收峰，蛋白质在280nm处有最大吸收峰。测定DNA溶液在波长260nm和280nm处的吸光度，以$OD_{260}/OD_{280}$比值判断其纯度，以$OD_{260}$值计算其浓度。在低盐的弱碱性缓冲液中（如10mmol/L Tris-HCl，pH7.5），$OD_{260}/OD_{280}$比值在1.8~2.0内说明DNA纯度高，过高说明含有RNA杂质，过低则说明DNA中含有蛋白质杂质。对于双链DNA，在低盐的中性缓冲液中（如10mmol/L Tris-HCl，pH7.0），$OD_{260}=1.0$时DNA溶液浓度为50μg/mL，DNA样品浓度（μg/μL）$=OD_{260}\times$样品稀释倍数$\times 50/1000$。

**2. 琼脂糖凝胶电泳法**　如果存在RNA或非核酸杂质的干扰，通过紫外分光光度法测算的数据可能和真实值差异较大。使用琼脂糖凝胶电泳法观察DNA条带则更加直观。将电泳后的凝胶放在凝胶成像系统中观察，可清楚观察到杂质的有无。凝胶分析软件还可比较样品DNA和DNA分子量标准（DNA marker）的亮度，并对样品DNA进行粗略定量。

### 二、聚合酶链式反应

#### （一）PCR的基本原理

聚合酶链式反应（polymerase chain reaction，PCR）是美国的Kary Mullis于1985年发明的一项具有划时代意义的技术。这项技术可在试管内仅用几个小时将特定的DNA片段扩增数百万倍。PCR技术是DNA分析最常用的技术之一，其在DNA重组、基因结构分析、基因表达分析及基因功能检测等方面具有重要的应用价值。PCR技术极大地推动了生命科学研究的进步，其发明人Mullis也因此在1993年获得诺贝尔化学奖。

PCR技术模拟了DNA的复制过程（图2-2），其特异性主要体现在与靶序列两端互补的寡核苷酸引物上。PCR的整个反应由变性、退火和延伸三个基本步骤组成。

变性（denaturation）：将待扩增的模板DNA加热至94℃，DNA双链解离，成为单链DNA。

退火（annealing）：模板DNA变性完全后将温度降至55℃左右（可根据实际情况进行增

减)，这时引物与变性的模板 DNA 单链按照碱基互补配对的方式结合。

延伸（extension）：将反应体系温度升高至 72℃左右，模板 DNA 与引物的结合物在 DNA 聚合酶（如 *Taq* DNA 聚合酶）的作用下，以 dNTP 为底物，按碱基互补配对和半保留复制的原则合成一条新的 DNA 链。

以上三个基本步骤为一次循环，重复循环便可以获得更多的"半保留复制链"，这种新链将成为下次循环的模板。30~40 个循环后，靶序列就能被扩增放大几百万倍。

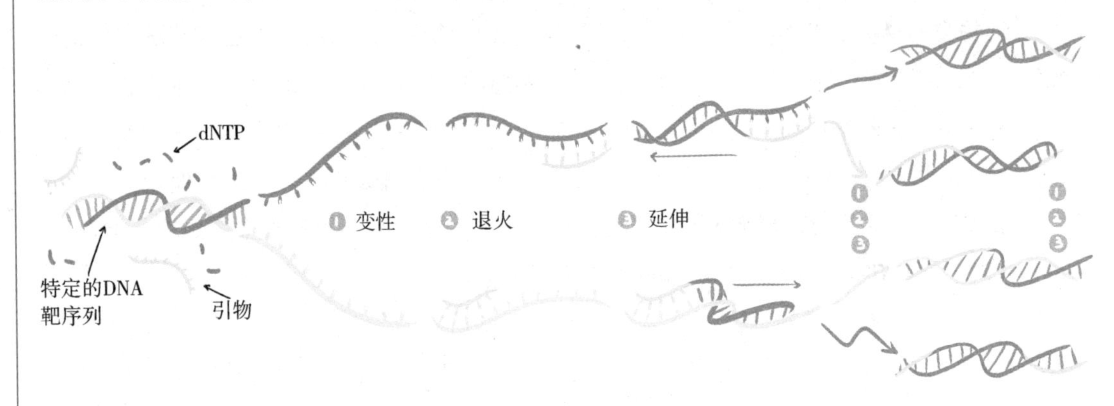


**图 2-2　PCR 反应原理示意图**

### （二） PCR 技术操作方法

1. 配制反应体系：在反应管中依次加入下列溶液：$ddH_2O$、10×buffer、dNTP、$MgCl_2$、引物 1 和引物 2、模板 DNA、DNA 聚合酶（如 *Taq* DNA 聚合酶）。

2. 将样品放入反应室内，设置 PCR 反应程序。

3. 启动反应程序。

4. 扩增产物的电泳检测。

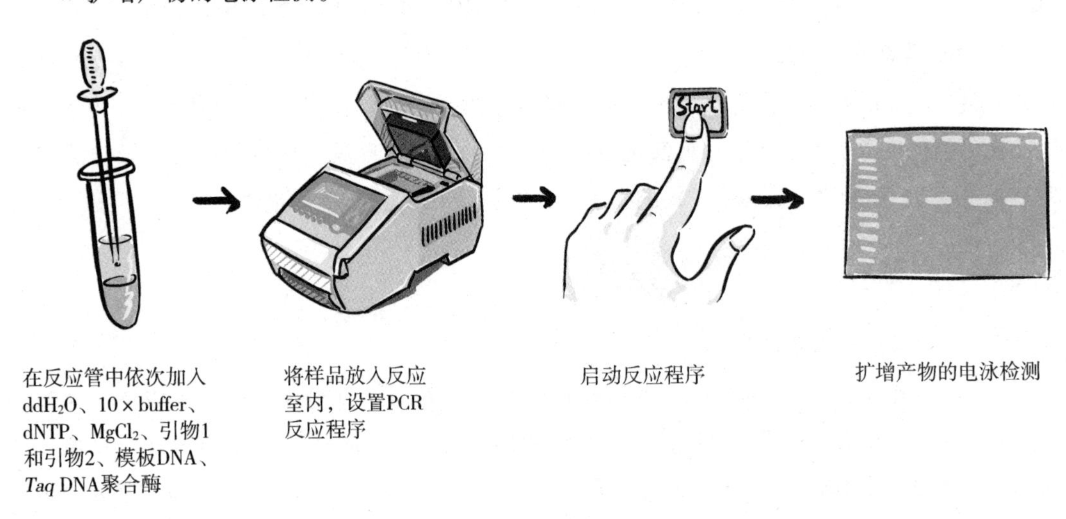


**图 2-3　PCR 技术操作方法示意图**

### （三） 影响 PCR 的主要因素

PCR 体系主要由引物、DNA 聚合酶、dNTP、模板、$Mg^{2+}$、反应缓冲液组成。

**1. 引物**　决定 PCR 产物特异性的关键是引物的设计。设计引物应遵循以下原则：

（1）长度 15~30bp，常为 20bp 左右。

（2）最适宜的扩增长度是200~500bp。

（3）其中G+C含量以40%~60%为宜，过高则扩增效果不佳，过低则易产生非特异性产物。4种碱基最好随机分布，避免5个以上连续排列的嘌呤或嘧啶核苷酸。

（4）避免引物内部出现二级结构及两条引物互补的现象。

（5）引物3′端的碱基，尤其最末及倒数第二个碱基，需要严格与模板配对，以避免由于末端碱基配对不成功导致PCR反应失败或非特异性扩增。

（6）引物序列必须与该物种其他DNA序列无明显的同源性。

（7）PCR反应中，每条引物的浓度为0.1~1μmol/L，即保证进行特异性扩增的最低引物量，引物浓度偏高容易导致错配及非特异性扩增。

**2. DNA聚合酶** DNA聚合酶能够以单链DNA为模板，沿5′→3′方向将dNTP按照碱基互补配对原则加到引物的3′端，合成新链。当反应体系中酶的量过高，容易引起非特异性扩增，而浓度过低则合成的产物量达不到预期的值。*Taq* DNA聚合酶是PCR中普遍使用的一种酶，但该酶没有校正的功能，*Pfu* DNA聚合酶或经结构改造的*Taq* DNA聚合酶可提高扩增特异性。

**3. dNTP** dNTP的浓度和PCR扩增效率有密切关系。由于多次冻融会使dNTP降解，故需要小量分装后于-20℃保存。在PCR反应中，dNTP的终浓度一般在20~200μmol/L，浓度过高或是4种dNTP的浓度不等时容易引发错配，浓度过低会降低PCR产物的产量，甚至影响*Taq* DNA聚合酶的活性。dNTP可与$Mg^{2+}$结合，降低游离$Mg^{2+}$的浓度，所以要注意两者的平衡。

**4. 模板DNA** PCR反应对模板DNA的纯度要求不是很高，但是不能有影响扩增反应的物质存在，如乙醇等，否则会影响扩增效果。一般情况下50μL的反应体系中加入50ng的模板DNA即可，模板量过多反而会导致非特异性扩增或因杂质过多抑制PCR反应。

**5. $Mg^{2+}$** 在一般的PCR反应中，各种dNTP浓度为200μmol/L时，$Mg^{2+}$浓度一般为1.5~2.0mmol/L。$Mg^{2+}$浓度过高，容易出现非特异性扩增，浓度过低会使*Taq* DNA聚合酶的活性降低，从而使反应产物减少。许多*Taq* DNA聚合酶生产商通常将合适浓度的$Mg^{2+}$加入反应缓冲液中。

**6. 温度参数**

（1）变性 变性温度低引发解链不完全，将导致PCR反应失败。一般情况下，93~95℃，30~60秒钟足以使模板DNA变性。由于高温对DNA聚合酶的活性有影响，所以变性温度不能过高。

（2）退火 退火温度与时间要根据引物的$T_m$值（与长度和碱基组成等有关）设定，通常为50~72℃，30~60秒钟。长度为20个核苷酸左右的引物的$T_m$值=（G+C）×4℃+（A+T）×2℃，退火温度=$T_m$值-（5~10℃）。在允许的范围内，选择较高的退火温度能够提高PCR反应的特异性。

（3）延伸 PCR反应的延伸温度由*Taq* DNA聚合酶的最适催化温度决定，一般设定在72℃，温度过高不利于引物和模板的结合，过低则降低*Taq* DNA聚合酶的活性。延伸时间要根据待扩增片段的长度来设定，1kb以内的DNA片段延伸时间为1分钟；1kb以上的片段需要延长时间，但时间过长也会导致非特异性扩增产物的出现。

**7. 循环次数** PCR循环次数的设定要依据模板DNA的浓度和靶序列的丰度（以cDNA为模板DNA时），一般设定20~40次。循环次数越多，非特异性产物会随之增多，在满足获取足量PCR产物的情况下，尽量减少循环次数。

NOTE

### （四） PCR 技术的种类

**1. 反转录 PCR** 反转录 PCR（reverse transcription PCR，RT-PCR）又称为逆转录 PCR。由反转录和 PCR 两部分组成。第一步，利用随机引物或针对 mRNA 的 poly（A）尾的 oligo $(dT)_n$引物在反转录酶的作用下，将 RNA 反转录为 cDNA 第一链。第二步，以 cDNA 第一链为模板 DNA 进行 PCR 扩增。RT-PCR 广泛应用于目的基因克隆、探针制备、基因转录水平检测、RNA 病毒检测等方面。

**2. 巢式 PCR** 巢式 PCR（nested PCR）是一种提高靶序列扩增灵敏性和特异性的 PCR 方法，特别适合一次 PCR 难以获得所需要量的微量靶序列扩增，且可极大地提高扩增反应的特异性。该方法使用两对 PCR 引物扩增靶序列，首先用外侧序列设计的引物扩增包含靶序列在内的长 DNA 片段，然后使用第二对内侧引物进行扩增，内侧引物可结合在第一次 PCR 产物的内部，故将两对引物称为巢式引物。第二次 PCR 扩增产物片段长度小于第一次扩增产物。

**3. 实时荧光定量 PCR** 实时荧光定量 PCR（real-time quantitative PCR，RT-qPCR）是一种可实时检测 PCR 进程、高灵敏度的核酸定量技术。因其定量准确、简单高效、特异灵敏的特点，已得到广泛的应用。根据扩增信号的检测方式，分为荧光探针法和荧光染料法两种。荧光探针是一段与被扩增基因互补的寡核苷酸序列，在其两端分别标记一个荧光报告基团和一个荧光淬灭基团。探针完整时，淬灭基团会吸收报告基团发射的荧光信号；但 PCR 扩增时，DNA 聚合酶的 5′→3′外切酶活性会将探针酶切并降解，使荧光报告基团与荧光淬灭基团分开，这时荧光监测系统能够接收到报告基团发出的荧光信号。每一条 DNA 新链形成，都会释放出一个荧光报告基团，因此荧光信号与 PCR 产物形成在数量上呈正相关（图 2-4）。

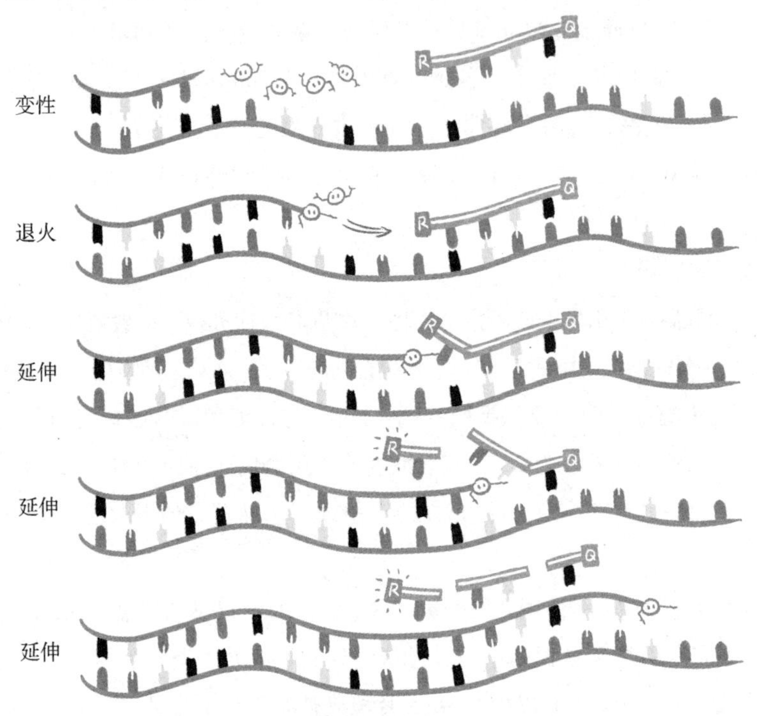


**图 2-4　实时荧光定量探针法原理示意图**

荧光染料法是在 PCR 反应体系中加入 SYBR GreenⅠ染料，这种染料能够与双链 DNA 结合。随着模板 DNA 的扩增，新的双链 DNA 也增多，与双链 DNA 结合的 SYBR GreenⅠ染料也越来越多，使得仪器检测到的荧光信号逐渐增强，从而达到定量检测的目的（图 2-5）。

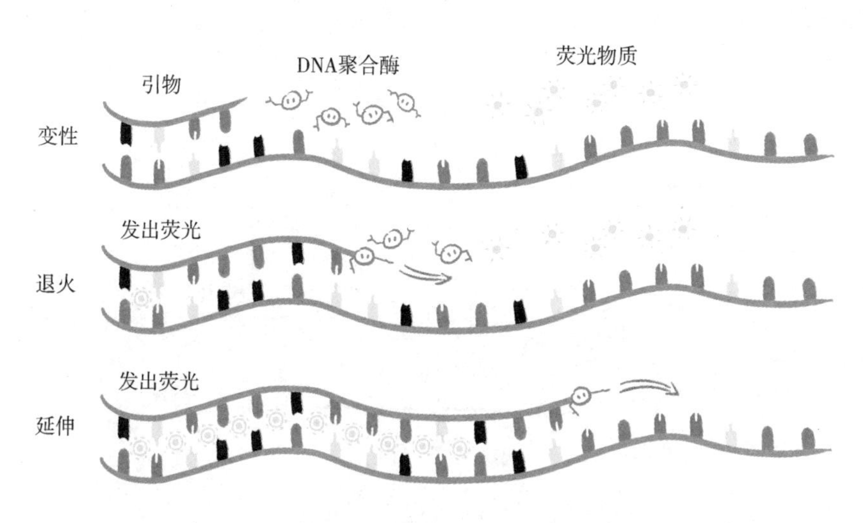


图 2-5　实时荧光定量 SYBR Green I 染料法原理示意图

**4. 不对称 PCR**　不对称 PCR（asymmetric PCR）的关键点在于上下游引物的浓度比例相差较大，常为 50∶1~100∶1。最初 10~15 个 PCR 循环的主要产物仍然为双链 DNA，但当低浓度引物耗尽后，只由一条高浓度引物介导的 PCR 反应会产生大量的单链 DNA。不对称 PCR 可用于制备探针，进行序列分析或核酸杂交。

**5. 多重 PCR**　多重 PCR（multiplex PCR）指在同一反应中利用多组引物同时对几个不同的 DNA 片段进行扩增；当其中的某一段 DNA 缺失，则电泳谱上相应的条带就会消失。多重 PCR 主要用于多个突变位点的检测和基因分型。

## 三、DNA 体外重组

DNA 体外重组（*in vitro* DNA recombination）是指利用限制性内切酶切割 DNA 以获得目的 DNA 片段，然后用连接酶将目的 DNA 片段与合适的载体连接，形成重组 DNA 的过程（图 2-6）。DNA 重组技术又称基因拼接技术，是在分子水平上对基因进行操作，将外源基因通过体外重组后导入受体细胞内，使这个基因能在受体细胞内复制、转录、翻译表达。利用 DNA 体外重组技术可以生产抗体和疫苗等基因工程产品，还可以通过改变基因组构成而获得转基因材料。转基因材料作为生物反应器，能够进行药物生产。

### （一）常用载体

要把外源基因通过基因工程技术导入生物细胞中，需要一个合适的载体（vector）。借助这个载体，外源基因可以进入受体细胞中复制和表达。

载体的种类较多，以原核细胞为宿主的载体主要有质粒载体和噬菌体载体，以真核细胞为宿主的载体主要为病毒载体，以及由它们改造衍生而来的各种用途的载体。绝大多数载体都是 DNA，具备以下共同特点：具有独立的复制子（能独立进行复制，包括复制起点的单位），在宿主细胞中能够独立地自我复制，即使与外源 DNA 片段共价连接时也不影响其复制；容易从宿主细胞中分离纯化；载体 DNA 分子中有一段不影响它们扩增的非必需区域，当外源 DNA 片段插入其中时能使其与载体一起复制和扩增。

**1. 质粒**　质粒（plasmid）是指细菌细胞质中独立于细菌染色体之外能自主进行复制的遗

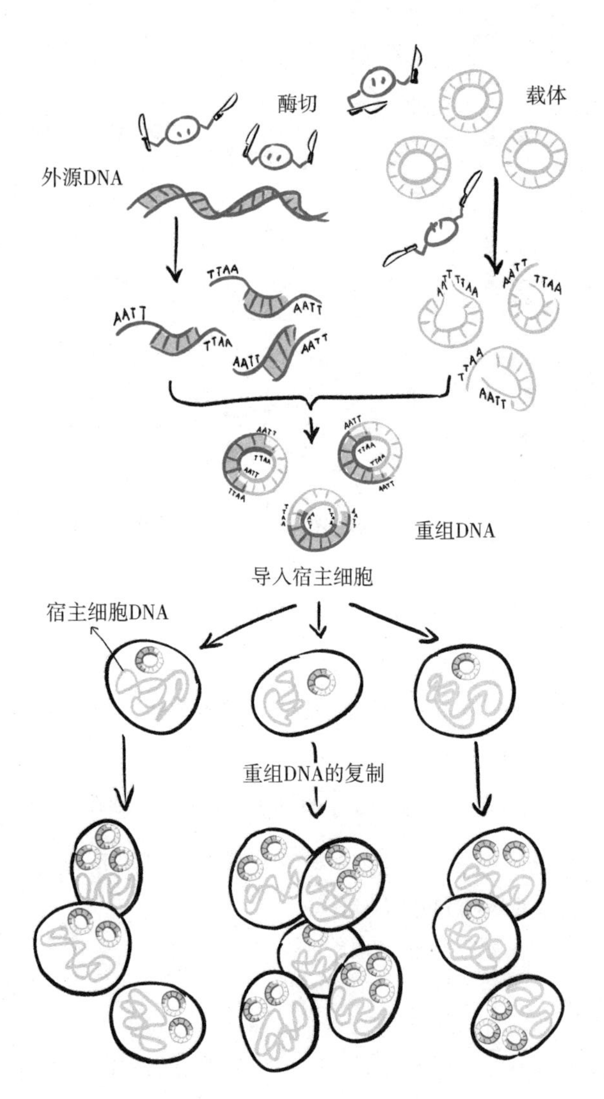


**图 2-6 DNA 体外重组和表达过程**

传单位。它是双链环状 DNA 分子，长度从 1kb 至 200kb 不等。由质粒产生的表型包括对抗生素的抗性、产生大肠埃希菌素、限制酶和修饰酶等，如根瘤农杆菌的 Ti 质粒还能诱导植物肿瘤。在基因工程中常利用质粒表达产物对氨苄青霉素（ampicillin）、氯霉素（chloramphenicol）、卡那霉素（kanamycin）等具有抗性的基因作为选择标记。

一种质粒在一个细胞内所含有的数目称为质粒的拷贝数（copy number）。质粒在细菌中的复制有两种类型，分别为严谨型质粒（stringent plasmid）和松弛型质粒（relaxed plasmid）。细胞染色体复制一次，严谨型质粒也复制一次，每个细胞内，只有 1~2 个拷贝，松弛型质粒则在染色体停止复制后，仍然能继续复制，每个细胞内一般有 10~200 个拷贝，故基因工程中使用的质粒均属于这种类型。

质粒载体的命名采用 p+英文大写字母+数字的形式，p 代表质粒（plasmid），英文大写字母代表发现者或实验室，数字代表质粒的编号。如 pBR322 名称中，B 为构建者 F. Bolivai 姓名的缩写，R 为构建者 R. L. Rodriguez 姓名的缩写，322 为质粒编号。

两种不同质粒在同一细胞内能够稳定地共存，两者的复制控制互不干扰，这种现象称为质

NOTE

粒相容性（plasmid compatibility），反之称为质粒不相容性（plasmid incompatibility）。一般在没有选择压力的情况下，两种不同的质粒不能共存于同一宿主细胞内，有一种会完全丧失，原则上两种质粒的机会是相等的。DNA 重组技术正是基于质粒的不相容性，在只带有一种质粒的细菌中，提取到单一的质粒 DNA 作为载体进行 DNA 重组。

一种理想的质粒载体应当具备以下条件：①分子相对较小。这可使限制性内切酶在质粒上的酶切位点减少。②拷贝数较多。这可导致克隆的外源基因量增加，一般会选择松弛型质粒。③在复制子以外的适当位点，构建几个限制性内切酶的单一酶切位点，且最好位于易于检测的表型性状相关基因上。④赋予宿主细胞易于检测的表型。目前常用两种方法，一种是在质粒中构建 1~2 个抗生素抗性基因，以便为寄主细胞提供易于检测的表型性状；另一种是利用外源 DNA 插入质粒后，转化大肠埃希菌后形成的菌落颜色产生变化，如在许多质粒载体中构建半乳糖苷酶的蓝/白斑筛选系统。近年来，根据 DNA 重组实验的不同需求，研究人员已经人工构建了 pBR322、pUC、pSP64/65、pGEM-3 等不同类型的质粒载体。

**2. λ噬菌体**　λ噬菌体（phage）为线状双链 DNA 细菌病毒，长度为 48 502bp，在形态上 λ 颗粒由头与尾两部分组成，整个基因组 DNA 位于头部。λ 噬菌体基因组分为左臂、右臂和中央区 3 个组成部分，生物学功能上相关的基因聚集在一起，如编码头部和尾部蛋白质的各种基因定位在左臂区；负责 DNA 复制、使宿主细胞裂解及调控序列位于右臂区；中央区包含的基因对形成噬菌体并不必需，可以被外源 DNA 取代而不影响噬菌体的形成，这一特性是 λ 噬菌体可以作为载体的基础。

在 λDNA 分子的两端各有 12 个碱基的单链互补黏性末端称为 cos 位点（cohesive end site）。一旦噬菌体入侵进入宿主细胞后，λ 噬菌体 DNA 两端 cos 位点便融合起来，使 DNA 分子变成环状。

在感染宿主细胞的早期，λ 噬菌体 DNA 以这种环状形式进行转录，此后进入裂解生长途径（lytic）和溶源性生长途径（lysogenic）。在裂解生长途径中，环状 DNA 大量复制，各种噬菌体产物不断形成，在此基础上形成子代噬菌体并日趋成熟，最终导致细胞裂解，并释放出大量新生的感染性病毒颗粒。例如，λ 噬菌体感染大肠埃希菌时，首先由噬菌体尾部吸附于宿主细胞表面，接着 λDNA 注入细胞内，双链线性 DNA 分子自行环化并进行复制。在 DNA 复制的同时，基因组在受控制条件下开始转录和表达，产生构成噬菌体颗粒所需的结构蛋白。噬菌体颗粒的组装包括头部结构的组装和尾部的形成。溶源性生长途径是指感染后的噬菌体颗粒整合到宿主 DNA 中，随后同染色体基因一起复制并转移到子代细菌中。染色体 DNA 上整合有噬菌体基因组的宿主细胞，并不会由于噬菌体的感染而发生裂解，这种现象称为溶源现象（lysogenesis）。整合有噬菌体的宿主细胞称为溶源菌，被整合的噬菌体称为前噬菌体（prophage）。

由于野生型 λ 噬菌体存在一些缺陷并不能作为载体，需要根据实验目的经过人工改造，如消除或改变 λ 基因不必要的限制性内切酶位点，在可替代区构建所需的内切酶位点，插入外源启动子以提高载体效率等。λ 噬菌体作为 DNA 重组载体主要用于构建基因组 DNA 文库和 cDNA 文库等。根据 DNA 重组的需要，目前已人工构建了很多 λ 噬菌体衍生的载体，如 Charon 系列取代性载体、EMBL 系列取代性载体。

### （二）目的 DNA 与载体重组

**1. 外源 DNA 导入宿主细胞**　如何把质粒、噬菌体等载体 DNA 分子开环，并与目的 DNA

NOTE

有效地连接起来，以便使重组体进行下一步转化和筛选操作是 DNA 体外重组能否成功的关键步骤之一。在设计载体与目的 DNA 连接方案时，要注意一些基本原则，如实验流程尽可能简单；连接而成的序列应能重新被一定的限制性内切酶切割，以便使插入的 DNA 片段重新回收，用于下一步的分析工作；连接重组后不要影响下一步操作时基因转录或翻译的正确阅读框。根据目的 DNA 与载体连接部位是否存在突出碱基，可分为平末端连接、黏末端连接两种方式。

宿主细胞（host cell）可以是原核细胞也可以是真核细胞，其中以大肠埃希菌最为普遍，此外链球菌、酵母、哺乳动物细胞、植物细胞或原生质体等也可作为宿主细胞。体外连接的重组 DNA 分子只有导入合适的宿主细胞才能大量地进行复制、增殖和表达，其主要目的是获取大量克隆 DNA 分子。

外源 DNA 转入宿主细胞并获得新表型的过程称为转化（transformation）；由噬菌体和细胞病毒介导的转化称为转导（transduction）。相对于原核细胞，真核细胞导入外源 DNA 片段获得新表型的过程称为转染（transfection）。

一般情况下，未经处理的宿主细胞对重组 DNA 分子是不敏感的，只有采用物理、化学等方法处理宿主细胞后，使它对重组 DNA 敏感，才能完成转化或转染过程。这种处于敏感状态的宿主细胞称为感受态细胞（competent cell）。

**2. 重组体导入的宿主细胞筛选和鉴定**　为了满足转化后筛选阳性细胞的需要，在选择宿主细胞时必须注意载体和宿主细胞要有互补的筛选标记，即宿主细胞基因组上不能存有载体的筛选标记基因。例如，当用大肠埃希菌 HB101 作为宿主细胞时，它本身对氨苄青霉素和四环素是敏感的，此时如果选用 pBR322 质粒来转化，因其具有氨苄青霉素和四环素的抗性标记基因，两者即可组成一个互补系统。

当重组 DNA 分子导入感受态宿主细胞后，必须知道哪些感受态细胞已转化有重组 DNA 分子，即从许多转化菌落中筛选出含有阳性重组子的菌落，在初步筛选的基础上进一步鉴定某个菌落确实含有阳性重组子，以便进一步培养、扩增，并获得目的基因的大量拷贝，为后续研究提供基础。目前常用的阳性重组子筛选方法有抗生素平板筛选和 $\beta$-半乳糖苷酶系统筛选，常用的鉴定方法有小量制备载体 DNA 并作限制性内切酶分析、Southern 印迹杂交分析和免疫化学检测分析。

**3. 目的基因表达**　目的基因的表达对研究所编码蛋白质的结构与功能及其应用都具有十分重要的意义。目的基因可以在不同的宿主细胞中表达。根据选用的载体系统和受体细胞类型，选择不同的方法将重组 DNA 导入受体细胞进行表达。根据受体细胞类型的不同，表达系统包括原核表达系统和真核表达系统。

（1）外源基因的原核表达　在各种表达系统中，原核表达系统是最早采用的，也是目前最为成熟的表达系统。原核表达系统具有遗传背景清楚、成本低、周期短、效率高、易操作等优点，是外源基因首选表达系统。但由于蛋白质翻译后缺乏加工机制，如二硫键的形成、蛋白糖基化及正确折叠，因此通过原核表达得到具有生物活性的蛋白几率较低，常常需要表达后进行蛋白质复性。常见的原核受体菌主要有大肠埃希菌 *Escherichia coli*、枯草芽孢杆菌 *Bacillus subtilis*、棒状细菌 *Corynebacterium* 和蓝细菌 *Cyanobacterium* 等。

①大肠埃希菌表达系统：在众多目的基因表达系统中，大肠埃希菌表达系统是目前研究最为深入、发展最迅速的原核表达系统，具有遗传背景清晰、生长繁殖快、培养简单、成本低、

NOTE

表达量高等优点，是基因工程中最为常用的表达系统。大肠埃希菌表达系统由启动子、核糖体结合位点和转录终止子3部分构成。目的基因能否被高效表达受表达载体的选择、目的基因的结构、外源蛋白的mRNA稳定性以及大肠埃希菌的培养条件等因素影响。目前应用较广的大肠埃希菌表达载体有非融合表达载体、融合表达载体、分泌型表达载体和表面呈现表达载体等。外源蛋白的mRNA稳定性与表达效率成正比。在大肠埃希菌表达系统中，理想的培养条件是在适宜的温度，含有适量的$Mg^{2+}$、$K^{+}$、$NH_4^{+}$，高浓度的$Ca^{2+}$和多胺类，以及充足的ATP以显著降低蛋白质合成中的错读。但是，大肠埃希菌表达系统也存在一些不足，如目的蛋白质常以包涵体形式表达，产物纯化困难，且原核表达系统翻译后加工修饰体系不完善，表达产物的生物活性较低。

②枯草芽孢杆菌表达系统：枯草芽孢杆菌是革兰阳性菌的典型代表，广泛存在于土壤、湖泊、海洋、动植物的体表，不具有致病性，单层细胞外膜，能直接将多数蛋白分泌到培养基中，如分泌细菌素（枯草菌素、多黏菌素、制霉菌素等）、脂肽类化合物、有机酸类物质等。枯草芽孢杆菌是一个很好的分泌型表达系统，重组蛋白质通常以可溶的活性形式高产量地分泌到培养基中，但是表达量较低。随着生物技术和基因工程的发展，枯草芽孢杆菌基因工程表达系统快速发展，并表现出良好的应用前景。

（2）外源基因的真核表达　真核表达系统具有翻译后的加工修饰体系，表达的外源蛋白更接近天然蛋白质。因此，真核表达系统比原核表达系统更有优势。目前，基因工程研究中常用的真核表达系统包括真菌、酵母、昆虫、植物细胞和哺乳类细胞等。

①酵母表达系统：酵母菌是一类低等真核生物，既有类似原核生物的生长特性，生长快速、成本低，又具有真核生物的特性，即具有细胞的翻译后修饰过程，特别适用于大量生产真核重组蛋白，是应用最为普遍的真核表达系统之一。酵母表达系统的优点主要在于：a. 酵母长期广泛应用于酿酒和食品工业，不会产生毒素，安全、可靠；b. 酵母是真核生物，能进行一些表达产物的后期加工，有利于保持生物的活性和稳定性；c. 外源基因在酵母中能分泌表达，表达产物分泌至胞外不仅有利于纯化，且避免了产物在胞内大量蓄积，而对细胞产生不利影响；d. 遗传背景清楚，容易进行遗传操作；e. 较为完善的表达控制系统；f. 生长繁殖迅速，培养周期短，工艺简单，生产成本低。目前使用的酵母表达系统有酿酒酵母、裂殖酵母、克鲁维酸酵母、甲醇酵母等。

②丝状真菌表达系统：丝状真菌 *Filamentous fungi* 是一类重要的微生物和工业菌株，用于生产酶、有机酸等物质，与农业生产密切相关。丝状真菌表达系统优点在于：a. 丝状真菌的新型生物合成能力和有效分泌机制可以分泌生成各种酶蛋白，以及获得大量胞外活性蛋白，如 *Trichoderma reesei* 生产纤维素酶，产率达40g/L，通过突变筛选方法，可提高工业菌株的生产能力；b. 丝状真菌的蛋白质糖基化模式与高等真核生物的模式非常相似；c. 丝状真菌的发酵工艺及下游加工技术也发展的比较完善；d. 许多种类是食品医药工业的发酵菌，安全性高，且大规模发酵及后加工技术均已建立。但是由于其转化效率较低，自身基因背景了解不充分，以及细胞外大量分泌蛋白酶的存在，使得异源蛋白的表达较为困难；由于真菌细胞壁的复杂性，其遗传转化也是一大难点，一般以原生质体为受体细胞。目前，已建立了$CaCl_2$-PEG、电激、转座子、限制性内切酶、农杆菌介导等多种遗传转化方法。

③昆虫细胞表达系统：该系统是一类应用广泛的真核表达系统，其优点在于：a. 具有同

NOTE

大多数高等真核生物相似的翻译后修饰、加工以及转移外源蛋白的能力，如二硫键的形成、糖基化及磷酸化等，使重组蛋白在结构功能上更接近天然蛋白；b. 由于病毒多角体蛋白在病毒总蛋白中的含量非常高，至今已有很多外源基因在此蛋白的强大启动子作用下获得高效表达，其最高表达量可达昆虫细胞蛋白总量的50%；c. 可表达非常大的外源性基因（达200kDa）；d. 具有在同一个感染昆虫细胞内同时表达多个外源基因的能力；e. 安全性高。昆虫重组杆状病毒表达系统是目前常用的表达系统，主要利用昆虫细胞、昆虫整体和杆状病毒结构基因中多角体蛋白的强启动子构建表达载体，目前利用昆虫表达系统已成功地生产了鼠源单克隆抗体、人-鼠嵌合抗体、单链抗体及人单克隆抗体等多种抗体分子，还将抗体分子与尿激酶型纤溶酶原激活物等肿瘤相关蛋白进行了融合表达，这些抗体分子多数能正确组装，完成糖基化过程，具有很强的生物活性。但是该系统成本很高，且需特殊的培养基和培养设备，分离纯化步骤较为繁杂，同时受生物量小、培养周期长等因素的制约，难以进行大规模生产。

④植物表达系统：植物表达系统主要包括转基因植株、叶绿体转化植株、瞬时表达系统及细胞悬浮培养。植物细胞转化最常见的方式是根癌农杆菌 *Agrobacterium tumefaciens* 介导外源基因导入植物细胞，从而使转基因植株获得稳定表达的外源基因以及对应性状。随着分子植物病毒学的发展，植物病毒介导的表达载体也应用于植物转化。该系统的优点在于：a. 有利于重组蛋白的正确装配和表达，如糖蛋白类活性药物、抗体、抗原、细胞因子等，其表达产物具有与天然结构一致或接近的生物学活性和免疫原性；b. 可进行组织或生长阶段特异性诱导表达；c. 利用分泌性信号序列将外源蛋白产物分泌出植物体；d. 可利用转基因植物进行杂交育种，实现多价转基因植物疫苗的生产；e. 廉价、安全、成本低、易于存储和运输。目前在转基因烟草中生产植酸酶，其含量已达到可溶性蛋白的14%；建立的植物油体表达体系，已成功地表达了水蛭素、木聚糖酶、β-葡糖醛酸苷酶等蛋白。其缺点在于外源蛋白在植物中的表达量较低、免疫原性较差，可通过选择合适的表达系统、载体优化、使用免疫佐剂等方法突破这些障碍。

⑤哺乳动物细胞表达系统：与原核表达系统、植物表达系统、昆虫细胞表达系统等相比，哺乳动物细胞表达系统的优势在于能够提供多种翻译后的加工修饰，如N型糖基化和准确的O型糖基化等，因此其表达产物在分子结构、理化性质和生物学功能等方面都最接近天然的高等生物蛋白质分子。哺乳动物细胞表达系统由表达载体和宿主细胞两部分组成。根据进入宿主细胞的方式，表达载体分为病毒载体和质粒载体。常见的病毒载体有腺病毒、逆转录病毒、semliki森林病毒载体等；根据质粒在宿主细胞内是否具有自我复制能力，分为无复制能力的整合型质粒载体和具有复制能力的附加体型质粒载体。哺乳动物细胞表达载体包括一个高活性的启动子、转录终止序列和一个有效的mRNA翻译信号等必要元件。宿主细胞的种类较多，对细胞株进行选择性地遗传改造可以提高目的蛋白的表达水平，近年来常用的细胞株有CHO细胞、COS细胞、骨髓瘤细胞株等。根据目的蛋白表达的时空差异，可将哺乳动物细胞表达系统分为瞬时、稳定和诱导表达系统。瞬时表达系统是指宿主细胞在导入表达载体后不经选择培养，载体DNA随细胞分裂而逐渐丢失，目的蛋白的表达时限短暂。稳定表达系统是指载体进入宿主细胞并经选择培养，载体DNA稳定存在于细胞内，目的蛋白的表达持久、稳定。诱导表达系统是指受激素、重金属离子等小分子诱导后目的基因开始转录。但是，哺乳动物细胞表达系统仍然存在着蛋白表达量低、细胞株不稳定、成本高等不足之处。

## 四、DNA 序列测定方法

自从 1953 年 Watson 和 Crick 构建了 DNA 双螺旋模型后，人们开始探索 DNA 分子的一级结构。DNA 序列测定逐渐成为生命科学研究的一项重要技术，已成为基因结构、功能和表达研究的必要工具，是进行 DNA 重组的必要前提。DNA 测序技术始于 20 世纪 70 年代中期，随着 40 多年的发展，DNA 序列测定经历了从手工到自动，从慢速到快速的发展阶段，目前已经发展到了第三代，并且还在不断出现新的技术方法。第二代和第三代测序技术，又称为高通量测序技术。

**1. 第一代测序技术**　传统的双脱氧链终止法、化学降解法以及在它们的基础上发展起来的各种 DNA 序列测定统称为第一代 DNA 测序技术，尤以双脱氧链终止法最具代表性。双脱氧链终止法又称 Sanger 法，是 1977 年由英国生物化学家 Sanger 发明的，它的原理是：核酸模板在 DNA 聚合酶、引物、4 种单脱氧核苷三磷酸存在条件下复制，在 4 管反应体系中分别按比例引入 4 种双脱氧核苷三磷酸，因为双脱氧核苷没有 3′-OH，所以只要双脱氧核苷掺入链的末端，该链就停止延长，若链端掺入单脱氧核苷，链就可以继续延长。如此每管反应体系中便合成以各自的双脱氧碱基为 3′端的一系列长度不等的核酸片段。反应终止后，分 4 条泳道进行凝胶电泳，分离得到长短不一的核酸片段，长度相邻的片段相差 1 个碱基。经过放射自显影后，根据片段 3′端的双脱氧核苷，便可依次阅读合成片段的碱基排列顺序。Sanger 法操作简便、应用广泛，在此法基础上发展出了荧光自动测序技术，实现了 DNA 测序的自动化。

**2. 第二代测序技术**　随着 2001 年人类基因组测序的完成，生命科学进入功能基因组时代。一代 DNA 序列测定方法已经不能满足深度测序和重复测序等大规模基因组测序的需求，因此一些测序平台应运而生，如 GS FLX、SOLiD、Solexa Genome Analyzer 等。第二代测序技术最显著的特征是高通量，一次能对几十万到几百万条 DNA 分子进行序列分析。这种测序技术是将片段化的基因组 DNA 两侧连上接头，以产生数百万个空间固定的 PCR 克隆阵列。每个克隆由单个文库片段的多个拷贝组成，然后进行引物杂交和酶延伸反应。由于所有的克隆都在同一平面上，这些反应就能够大规模平行进行，每个延伸反应所掺入的荧光标记成像检测也可同时进行，从而获得测序数据，并通过计算机分析就可以获得完整的 DNA 序列信息。第二代测序技术已广泛应用于生物转录组及基因表达谱分析、基因调控、SNP 分析、小 RNA 等研究领域，且成本较低。

**3. 第三代测序技术**　从 2008 年开始，以单分子测序为代表的第三代 DNA 测序技术逐渐出现，其不需要经过 PCR 扩增，可实现对每一条 DNA 分子单独进行序列分析。具有测序速度快、精度高的优点，可以进行大片段 DNA、RNA、甲基化 DNA 序列测定，尤其在 DNA 甲基化和突变鉴定研究方面发挥重要作用。目前第三代测序技术按照原理不同，可分为单分子荧光测序和纳米孔测序两类。

## 五、DNA 变异与分子标记

### （一）DNA 变异

DNA 变异的来源主要有三种：基因突变、染色体畸变、基因重组。

**1. 基因突变**　是指一个基因内部遗传结构或 DNA 序列的改变，包括一对或少数几对碱基的缺失、插入或置换，而导致的遗传变化。根据碱基变化的情况，可分为碱基置换突变和移码

NOTE

突变。碱基置换突变是指 DNA 分子中一个碱基对被另一个不同的碱基对取代所引起的突变，也叫点突变，包括转换和颠换两种形式；碱基转换是由嘌呤置换嘌呤或嘧啶置换嘧啶；碱基颠换是指嘌呤与嘧啶之间的替代。移码突变是由于 DNA 核苷酸移位造成的氨基酸编码的改变，通常是由碱基（或类似物）插入、缺失所造成的一种突变现象。

**2. 染色体畸变** 是指生物细胞中染色体在数目和结构上发生的变化。染色体结构变异主要包括缺失、重复、倒位、易位。缺失是指染色体断裂发生丢失；重复指某染色体的个别区段重复出现一次或多次；倒位指某染色体的内部区段发生 180°倒转，而使该区段原来的基因顺序发生颠倒；易位是指一条染色体与非同源的另一条染色体彼此交换部分区段。

**3. 基因重组** 是由于不同 DNA 链的断裂、连接而使 DNA 片段交换和重新组合，形成新 DNA 分子的过程。

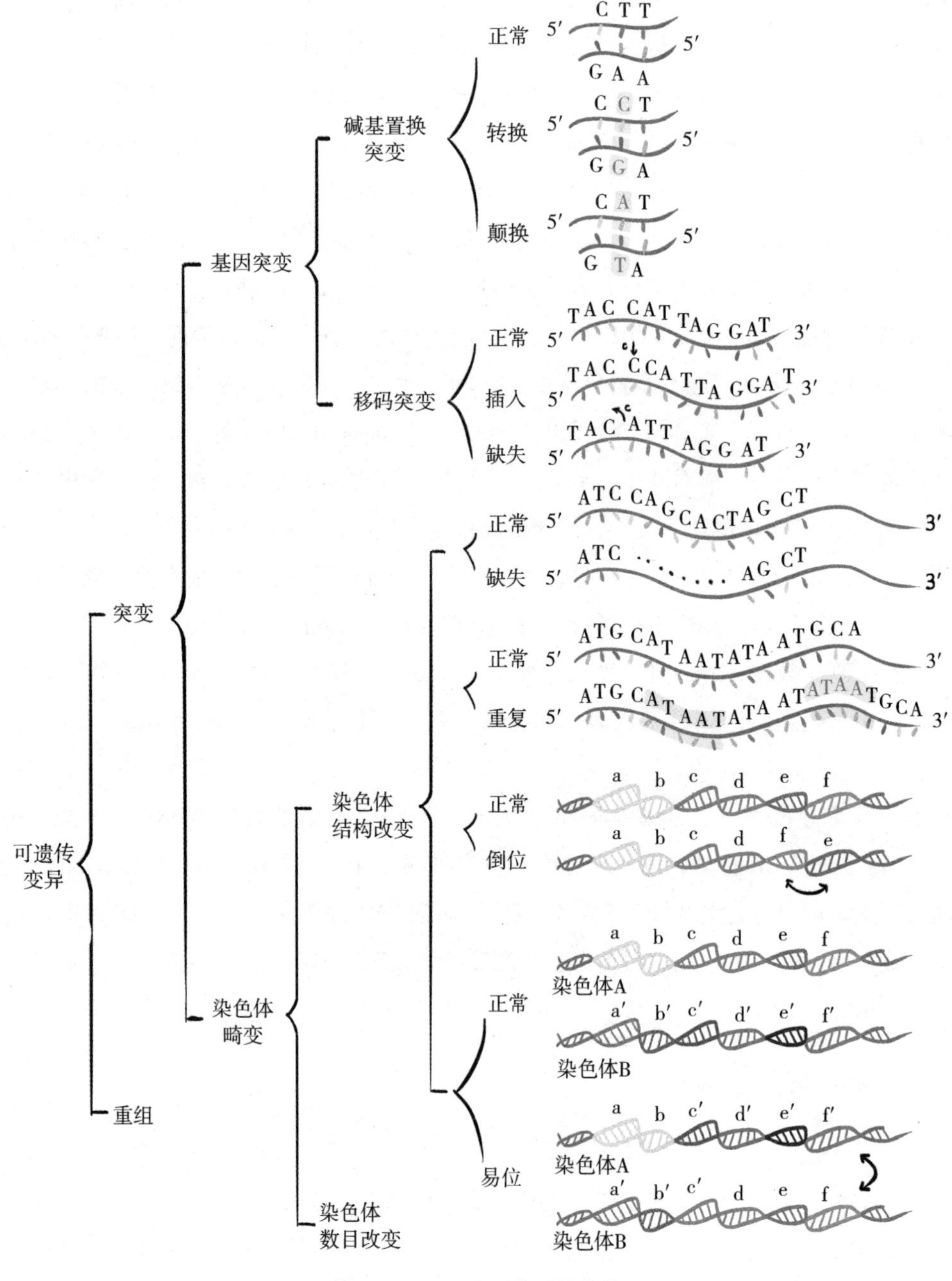


图 2-7 DNA 序列变异的种类

### （二）分子标记

分子标记（molecular marker）是遗传标记的一种，以生物个体间遗传物质内核苷酸序列变异为基础的遗传标记，是DNA水平遗传变异的直接反映。DNA分子标记可以对生物各个发育时期的个体、组织器官、细胞进行检测，不受环境与基因表达与否的限制，且数量较多、遍布整个基因组、多态性高、稳定性强，广泛应用于生态学、分类学、生物系统进化发育和遗传学等方面的研究。DNA分子标记技术发展迅猛，已经历三代。

第一代分子标记技术以RFLP（restriction fragment length polymorphism）为代表。1974年由Grodjicker创立，通过使用限制性内切酶消化基因组DNA后，将产生长短、种类、数量不同的限制性片段经过电泳分离后，在聚丙烯酰胺凝胶上呈现不同的带状分布，从而获得反映生物个体或群体特异性的RFLP图谱，主要用于品种鉴别、品系纯度测定、遗传多样性分析等方面。RFLP具有可靠性高、共显性等优点，但操作复杂、费时、对种属特异性要求严格、多态性信息含量低等缺点。

第二代分子标记技术均以PCR技术为基础，根据原理的不同，产生了如随机扩增多态性DNA（random amplification polymorphic DNA，RAPD）、扩增片段长度多态性（amplified fragment length polymorphism，AFLP）、简单序列重复区间（inter simple sequence repeat，ISSR）、简单重复序列（simple sequence repeat，SSR）、序列特异扩增区域（sequence characterized amplified regions，SCAR）、随机扩增微卫星DNA多态性（random amplified microsatellite polymorphism，RAMP）和目标区域扩增多态性（target region amplification polymorphism，TRAP）等方法。

**表2-1　几种常用的分子标记技术特点**

| | RFLP | RAPD | AFLP | SSR | ISSR |
|---|---|---|---|---|---|
| 是否需要PCR | 否 | 是 | 是 | 是 | 是 |
| 遗传特性 | 共显性 | 显性 | 显性 | 共显性 | 共显性 |
| 是否需要特异性引物 | 否 | 否 | 是 | 是 | 否 |
| 技术难度 | 难 | 易 | 易 | 易 | 易 |
| 多态性水平 | 低 | 中等 | 高 | 高 | 高 |
| 可靠性 | 高 | 中等 | 高 | 高 | 高 |
| 重复性 | 高 | 中等 | 高 | 高 | 高 |
| DNA用量 | 2~30μg | 1~100ng | 100ng | 30~100ng | 30~100ng |

第三代分子标记技术是以单核苷酸多态性（single nucleotide polymorphism，SNP）为代表，SNP是指在基因组水平上由单个碱基变异而引起的DNA序列多态性变化，具有数量多、分布广和稳定遗传等特点。可分为两种形式，一种为基因编码区SNP，另一种为非编码区SNP，主要用于功能基因的突变、生物个体的表型差异、物种亲缘及进化关系、分子诊断等方面的研究，具有高度自动化、高通量、高准确性和低成本等优点。

# 第二节 RNA 基本技术原理

## 一、RNA 的提取与纯化

### （一） RNA 的结构和类型

**1. RNA 的结构** 核糖核酸（ribonucleic acid，RNA）是一种多聚核苷酸（polynucleotide），其基本结构单位是核糖核苷酸。核糖核苷酸由碱基（base），D-核糖（D-ribose）和磷酸组成。碱基有 4 种类型，分别为腺嘌呤（A）、鸟嘌呤（G）、胞嘧啶（C）和尿嘧啶（uracil，U）。

RNA 的一级结构是直线形的多聚核糖核苷酸，各个核糖核苷酸之间通过 3′，5′-磷酸二酯键连接，形成一个单链分子。天然 RNA 的二级结构中，只在 RNA 的部分区域具有 DNA 类似的双螺旋结构。RNA 单链分子通过自身回折使得可以相互匹配的碱基之间形成氢键结合在一起，进而形成双螺旋结构。其中，A 与 U 相结合，G 与 C 相结合。在 RNA 单链中不能配对的碱基区域则因不能形成双螺旋结构而形成突环（loop）。在 RNA 没有配对的区域常常形成复杂的三级结构。

**2. RNA 的类型** RNA 是基因表达的初级产物，大多存在于细胞质中，少量存在于细胞核和质体、线粒体中。基因组的转录产物可分为三大类：①编码蛋白质的 RNA，即信使 RNA（messenger RNA，mRNA）；②无蛋白质编码功能的 RNA，称为非编码 RNA（non-coding RNA，ncRNA）；③既能编码蛋白质，以蛋白质的形式发挥生理作用，又能直接以 RNA 形式起作用，称为双功能 RNA（dual function RNA 或 bi-functional RNA）或“编码和非编码 RNA”（coding and non-coding RNA，cncRNA）。细胞中含量最高的 3 种 RNA 是 mRNA、转运 RNA（transfer RNA，tRNA）和核糖体 RNA（ribosomal RNA，rRNA）。

mRNA 为合成蛋白质的模板，可编码特定的蛋白质序列，约占细胞总 RNA 的 5%。mRNA 是将基因组 DNA 上的遗传信息传递给蛋白质的媒介。由于每一种多肽链只由一种特定的 mRNA 为模板，所以细胞中的 mRNA 种类非常多，但含量很低。在不同器官和细胞发育的不同时期，基因差异表达产生不同的 mRNA。

转录时，初级转录产物称为核内不均一 RNA（heterogeneous nuclear RNA，hnRNA）。hnRNA 经过 5′端和 3′端修饰，再对中间部分进行可变剪接，才能变为成熟的 mRNA。5′端修饰是指在 5′端加一个甲基鸟苷的帽子。3′端修饰是指在 3′端加一个多聚腺苷酸尾巴，也即 poly（A）尾巴。剪接时，从 hnRNA 中切除非编码区，并把其中的编码区拼接起来形成成熟的 mRNA。

一个真核基因头尾之间的距离比它转录后得到的 mRNA 长得多，为 10~30 倍，其中存在两种序列，一种是有编码蛋白质作用的 DNA 序列，称为外显子（exon）；另一种是无编码蛋白质作用的 DNA 序列，称为内含子（intron）。相对来说，外显子的序列长度比内含子要小得多，但是外显子与内含子连接区序列是高度保守的，内含子 5′端起始的两个碱基通常为 GT，称为供体位点，3′端最后两个碱基通常为 AG，因此这种保守性称为 GT-AG 法则，表明了内含子剪接过程在进化上是保守的。值得注意的是，尽管内含子不编码蛋白质序列，但很多内含子形成非编码 RNA，参与基因的表达调控。

tRNA 和 rRNA 属于非编码 RNA。tRNA 分子较小，通常由 70~90 个核糖核苷酸构成，约占细胞总 RNA 的 10%~15%。在以 mRNA 为模板进行蛋白质的生物合成中，tRNA 可以解读 mRNA 中所包含的遗传信息，并依此转运相应的氨基酸加入到多肽链中。

rRNA 约占细胞总 RNA 的 80%，构成核糖体的骨架，与蛋白质一起形成核糖体，而核糖体是蛋白质合成的场所。在离心场中，大分子受到的净离心力与溶剂的摩擦阻力平衡时，单位离心场强度的沉降速度为定值，这个值称为沉降系数，其单位为 S。S 值可以反映分子量的大小。在原核细胞中，核糖体的小亚基含有 16S rRNA，大亚基含有 5S 和 23S rRNA。在真核细胞的核糖体（线粒体和质体除外）中，小亚基含有 18S rRNA，大亚基除含 5.8S 和 5S rRNA 外，还含有 28S（动物细胞）或 26S（植物细胞、真菌细胞和原生动物细胞）rRNA。不同生物核糖体小亚基中的 rRNA 具有相似的二级结构。

### （二）总 RNA 的提取与纯化

RNA 的提取原理和步骤与 DNA 的提取相似，但由于环境和样品中降解 RNA 的 RNA 酶（RNase）分布广、热稳定性高，RNA 提取液的组成通常与提取 DNA 不同，操作技术更加严格。

**1. 一般原理、实验步骤和注意事项**　总 RNA 的提取需要裂解细胞，抑制 RNase，使核蛋白复合体变性，有效的将 RNA 从 DNA 和蛋白混合物中分离并沉淀，从而提取出 RNA。常用的有 Trizol 法、CTAB 法和试剂盒法等。

Trizol 的主要成分是异硫氰酸胍和苯酚，异硫氰酸胍是蛋白质的强变性剂，能使细胞破裂，使核蛋白和 RNA 分离，同时抑制 RNase 活性，确保完整的 RNA 从细胞中释放出来而不被降解。加入氯仿后，苯酚溶解其中，由于 DNA 和 RNA 在酸性酚中的溶解性不同，蛋白质和 DNA 分布在下层的氯仿酚溶液中，RNA 则分布在上层的水相中。离心后吸取上面的水层，加入异丙醇或氯化锂溶液沉淀 RNA，通过离心机收集 RNA 沉淀，漂洗后晾干，从而获得纯度比较高的总 RNA。使用 CTAB 法提取 RNA 时，CTAB 能使细胞结构破裂和蛋白质溶解，$\beta$-巯基乙醇和 PVP 去除酚类，加入异丙醇或氯化锂溶液可以沉淀出水层的 RNA。

由于 RNA 分子中的核糖残基在 2′和 3′位具有羟基，化学性质较为活跃，容易被 RNA 酶切割破坏而降解。RNase 的激活不需要二价阳离子，不易被 EDTA 或其他金属离子螯合剂所失活，这一点和 DNase 不同。因此，提取 RNA 时，在操作上的要求比提取 DNA 更严格，需要抑制 RNase 的活性并防止外源 RNase 污染。RNase 极为稳定且广泛存在，要小心防止皮肤、容器、操作平台和空气浮尘对其污染。

在实验中应使用一次性手套并经常更换；玻璃容器需在 200℃ 中烘烤至少 2 小时；焦碳酸二乙酯（DEPC）是 RNase 的化学修饰剂，它通过作用于 RNase 的活性基团组氨酸的咪唑环而抑制酶活性，塑料制品等不能用高温烘烤的材料可用 0.1%的 DEPC 水溶液在 37℃ 放置 1 小时，或者在室温过夜，再用以 DEPC 处理的水淋洗数次后高压灭菌；试剂用 0.1% DEPC 配制后室温过夜，由于 DEPC 能和腺嘌呤作用而降低 mRNA 的活性，试剂必须通过高压灭菌以消除残存的 DEPC；DEPC 能与胺和巯基反应，所以含有 Tris 和 DTT 的试剂不能直接用 DEPC 处理，但 Tris 溶液可以用 DEPC 处理并高压灭菌的水配制，并要求使用未开封的试剂。

**2. 动物、植物和真菌总 RNA 提取的差异**　对于动物样品中的脂肪组织，在提取 RNA 时，如果收集的含 RNA 的水相中有脂肪，必须再次离心并收集含 RNA 的水相以确保其中不含脂肪。含 RNA 的水相需要在 65~85℃条件下水浴 30 分钟后再进行下一步骤。在植物和真菌样品中，常含有大量多糖，这些多糖如果污染 RNA 制品，会使沉淀后的 RNA 难以溶解，从而影响到反转录、PCR 和 Northern 印迹等后续实验。为了消除多糖的污染，可在组织匀浆中加入低浓度的乙醇或醋酸钾以除去多糖，或将两种方法结合使用。

### （三）mRNA 的分离与纯化

**1. 一般原理和实验步骤**　mRNA 可用于建立 cDNA 文库、基因芯片和高通量测序等，有些基因的表达丰度低，需要对总 RNA 中的 mRNA 进行分离和纯化才能进行检测。与 rRNA 和 tRNA 相比，大多数真核细胞 mRNA 分子最显著的结构特征是具有 5′端帽子结构（$m^7G$）和 3′端的 poly（A）尾巴。以上结构为真核生物 mRNA 的分离纯化提供了极为方便的选择性标志。

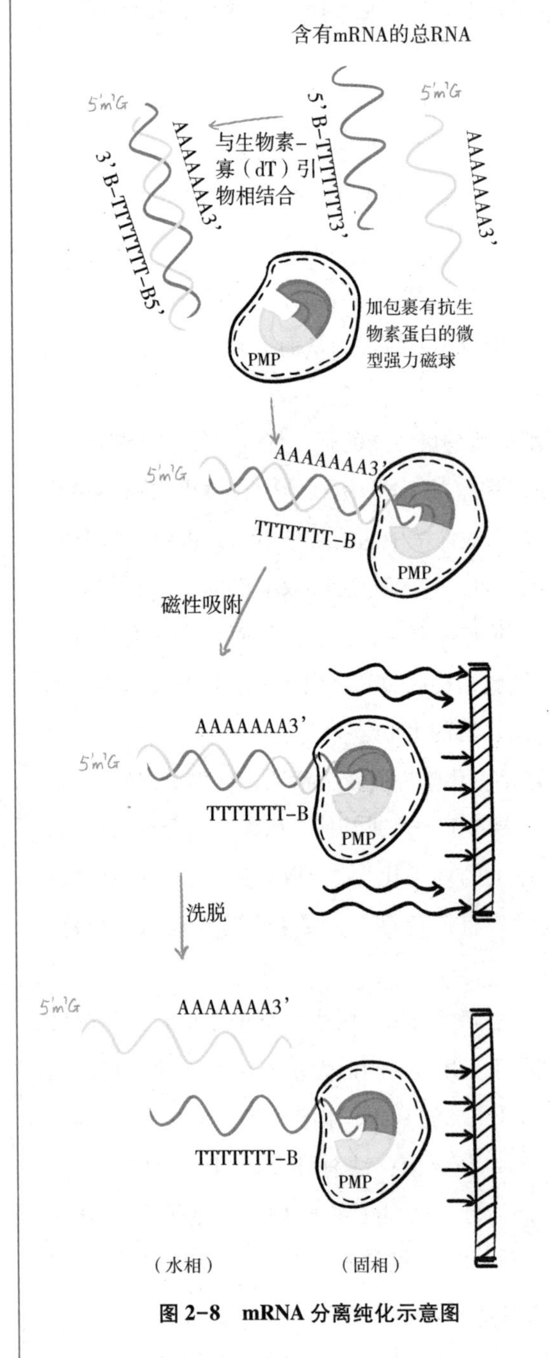


图 2-8　mRNA 分离纯化示意图

可以采用在某一载体上的寡聚（dT）与 mRNA 的 poly（A）尾巴互补并吸附，再洗脱或去除那些无 poly（A）尾巴没有被吸附的 RNA，从而使 mRNA 和其他 RNA 分离出来，最后把吸附的 mRNA 从寡聚（dT）上释放出来，达到分离和纯化 mRNA 的目的（图 2-8）。较为常用的方法有两种，寡聚（dT）-纤维素柱层析法和微磁球法。前者是以纤维素为载体，后者则以生物素标记寡聚（dT）并以连有抗生物素蛋白的微磁球为载体。

**2. 注意事项**　上述方法仅适用于分离含有 poly（A）尾巴的 mRNA。如果一些组织中含 poly（A）尾巴的 mRNA 占总 mRNA 的比例很低，以上方法不适用。

由于 RNase 到处存在，不易失活，极易污染 RNA 样品而导致 RNA 降解。因此，在 mRNA 的分离和纯化过程中，必须严格消毒，严格按无菌操作的要求进行实验，用于实验的玻璃器皿、塑料制品、缓冲液和移液器等要专用，并用 DEPC 处理过的水准备实验中所需的所有试剂。

**3. RNA 的检测**　RNA 质量的好坏直接影响后续实验，RNA 的检测方法与 DNA 的检测相似。

（1）紫外分光光度法　可对 RNA 进行纯度和定量分析。RNA 的纯度可以用 $OD_{260}$/

$OD_{280}$的比值来衡量。一般在低盐弱碱性缓冲液（10mmol/L Tris-HCl，pH7.5）中测定，如果比值为1.9~2.1，表明RNA的纯度较好；如果比值明显低于1.8，则表明RNA中有蛋白质或酚污染。在低盐中性缓冲液（10mmol/L Tris-HCl，pH7.0）中，$OD_{260}=1$时，RNA浓度为44μg/mL，因此，样品RNA浓度（μg/μL）为$OD_{260}$×44×稀释倍数/1000。

（2）琼脂糖凝胶电泳法　可检测RNA的完整性，以及是否有DNA、蛋白质或多糖等杂质。当有核酸染料存在时，样品电泳后在紫外灯下可以看到28S rRNA和18S rRNA条带。如果RNA没有被降解，那么28S rRNA的亮度通常是18S rRNA的两倍，且两个条带都没有弥散现象。还能看到一条由tRNA、5.8S rRNA和5S rRNA组成的，迁移较快、较模糊的条带。由于RNA是单链的，容易形成二级结构并易降解，所以通常在变性条件下进行RNA电泳，甲醛是最常用的变性剂。

## 二、基因表达分析

### （一）基因表达概述

生物体或细胞中包含的一套完整的单倍体遗传物质的总和称为基因组（genome）。在不同个体、不同时间和不同空间条件下，细胞所能转录的基因种类、数量和丰度会出现差异。从广义上说，在特定条件下（如特定生理或病理状态），一个细胞、组织或生物体所转录出来的所有RNA的总和，包括编码蛋白质的mRNA和非编码蛋白质的RNA，如rRNA、tRNA以及小RNA等，称为转录组（transcriptome）。基因表达分析研究主要是通过检测mRNA，揭示基因转录水平的表达特征。常用方法包括Northern杂交（Northern blot）、反转录PCR（RT-PCR）、实时荧光定量PCR（RT-qPCR）和转录组分析等。

### （二）基因表达分析的主要技术

**1. Northern杂交**　是研究基因转录水平表达的经典方法之一。其过程分为几个相对独立的程序。首先，在提取、纯化总RNA后，通过变性琼脂糖凝胶电泳按分子量大小分离RNA。然后将分离的RNA保持相对位置固定的情况下转移至尼龙杂交膜上。再将杂交膜与特殊标记的特定基因探针杂交。在去除与尼龙膜非特异结合的探针后，通过放射自显影或其他方法获取与膜上该特定RNA特异性杂交的探针信号图像，从而进一步推知该RNA的大小和含量。Northern杂交的特异性较高，可以有效减少实验结果的假阳性，但其流程相对复杂，过程中容易出现RNA降解。

**2. RT-PCR**　操作原理及流程见第二章第一节聚合酶链式反应中反转录PCR相关内容，根据PCR扩增产物条带的亮度对目的基因进行定性分析，如果设置阳性参照，则可对待测RNA样品进行半定量分析。

**3. RT-qPCR**　操作原理及流程见第二章第一节聚合酶链式反应中实时荧光定量PCR相关内容，RT-qPCR实现了基因表达从定性到定量的飞跃，通过与内参基因的比较可以计算出原初的模板DNA或cDNA的相对或绝对量，该方法相对成本较低、流程简单。

**4. 转录组分析**　狭义上的转录组是指一个活细胞所能转录出来的所有RNA，也就是基因组DNA转录的基因总和，又称为基因表达谱。通过对转录组的基因表达谱分析，可以从mRNA水平揭示能够表达的基因组序列、表达的时间和空间、转录的活跃程度及相关信息，从而研究细胞表型和功能，揭示基因表达和生命现象之间的内在联系。转录组的主要分析技术有

NOTE

基因芯片（gene chip）、表达序列标签技术（expressed sequence tags，EST）、基因表达系列分析技术（serial analysis of gene expression，SAGE）、RNA 测序技术（RNA sequencing，RNA-seq）等。

（1）基因芯片技术　该技术又称为 DNA 微阵列（DNA microarray）技术，也可称为表达谱芯片。利用基因芯片技术可以对生物样品的 mRNA 进行快速、高通量和高效的检测。基因表达谱研究需要同时监测和分析特定条件下生物体所有 mRNA 的表达种类和数量，而传统的实验方法如 RT-PCR 或 Northern 印迹法每次只能研究少量基因，已不适合进行高通量基因表达谱的研究。

（2）表达序列标签技术　EST 是 cDNA 中长度为 150～500bp 的部分序列，可以通过 cDNA 文库随机挑取克隆，经测序获得。由于在 cDNA 中 5′端或 3′端的部分序列片段对于该 cDNA 所对应的基因是特异性的，一个 EST 代表生物体某种组织某一时期的一个表达基因。因此把这个部分序列称为表达序列标签。

典型真核生物的 mRNA 分子主要由三部分构成，这三部分分别为 5′非翻译区（5′-UTR），开放阅读框（ORF）和 3′非翻译区（3′-UTR）。其中 5′-UTR 和 3′-UTR 所对应的基因序列为特异性结构，因此 5′-UTR 和 3′-UTR 各自可以代表生物体中相应的基因。同样，由该 mRNA 经逆转录而合成的 cDNA 的 5′-UTR 和 3′-UTR 也可以代表 cDNA 所对应的编码该 mRNA 的基因。通过分析生物体在特定条件下 cDNA 的 5′-UTR 和 3′-UTR，便可得知生物体的基因表达情况，即基因表达谱特征。

根据以上原理，应用 EST 技术进行基因表达谱分析时，主要包括以下几个步骤：①从待测样品中提取和分离 mRNA；②mRNA 经逆转录合成双链 cDNA；③将双链 cDNA 连接到克隆载体，再转化进入受体细胞中，通过在受体细胞中进行复制形成 cDNA 文库；④用克隆载体的通用引物对插入到载体中的 cDNA 片段 5′端或 3′端进行测序，将测序得到的相应片段与 GenBank 中的已知 EST 数据库进行查询和比对，以确定样品中 EST 所代表的已知基因类型和未知基因类型。通常某种基因在样品中经测序获得的 cDNA 的 EST 次数越多，表示该基因的表达丰度越大。因此，可以用样品中所得特定基因的 EST 数目来估计基因的表达次数和丰度，从而获得样品的基因表达谱特征。由于 EST 技术基于传统的 Sanger 测序法对 cDNA 片段进行测序，故测序通量小，测序成本较高。

（3）基因表达系列分析技术　该技术的基本原理是利用样品中 mRNA 3′端的一段短序列（10bp 左右）为标签来标识 mRNA 所对应的特定基因，通过逆转录合成这些 mRNA 上短序列标签所对应的所有短 cDNA 标签，最后把这些短 cDNA 连在一起进行克隆并测序，根据不同短 cDNA 标签的种类和出现的次数，获得特定条件下样品中的基因表达谱，分析样品中表达基因的种类和每个基因的表达丰度。SAGE 技术比 EST 技术在测序通量上有了很大提高，但用于标识基因的序列标签过短，降低了序列的唯一性，因此会导致很多标签无法准确地标识相应的基因。

（4）RNA 测序技术　该技术通过高通量测序技术对特定条件下生物体样品中的全部 mRNA 进行测序，将测序所得的原始序列信息进行过滤和组装，并运用生物信息学方法对这些数据进行分析，从而得到特定条件下的基因表达谱。

NOTE

RNA-seq 包括以下步骤：先把样品中所有 mRNA 逆转录为 cDNA，再把 cDNA 随机剪切为更小的片段；也可以先把 mRNA 随机剪切为更小的片段，再用随机引物和逆转录酶把这些小片段逆转录为 cDNA。然后用高通量测序技术对这些小的 cDNA 片段进行测序而获得所有小 cDNA 的序列信息，最后利用生物信息学方法分析所有序列的个数和分布，并计算出样品中基因的表达种类和表达丰度，获得该样品的基因表达谱信息。

RNA-seq 对有参考和没有参考基因组序列的物种都可以进行基因表达谱分析。对于有参考序列的物种样品来说，可根据参考序列进行组装；对于没有参考序列的物种样品来说，在进行基因表达谱分析时，可以进行从头组装（de novo assembly），通过同源比对，根据小 cDNA 序列之间的重叠和成对读长（pair-end reads）的相对位置关系，对所获得的测序序列进行分析和注释，以衡量基因表达水平，得到样品的基因表达谱信息。

## 三、基因转录调控分析

贮存在 DNA 中的遗传信息需要通过基因转录和翻译进行表达。在生物体不同的器官和组织、不同的生长发育时期、不同的外界信号作用下，细胞中基因的表达受到严格的调控，导致基因的表达差异。

真核生物的基因转录是以 DNA 的一条链为模板（模板链），在特定的转录调节因子（蛋白质和 RNA）辅助下，RNA 聚合酶与基因的启动子区域结合，启动转录，并在特定部位终止转录，合成出与 DNA 模板链互补的 RNA 产物。其研究方法见图 2-9。特定的 DNA 序列（顺式作用元件，cis-acting elements）、转录调节因子（反式作用因子，trans-acting factors）在基因转录的调控中发挥主要作用。

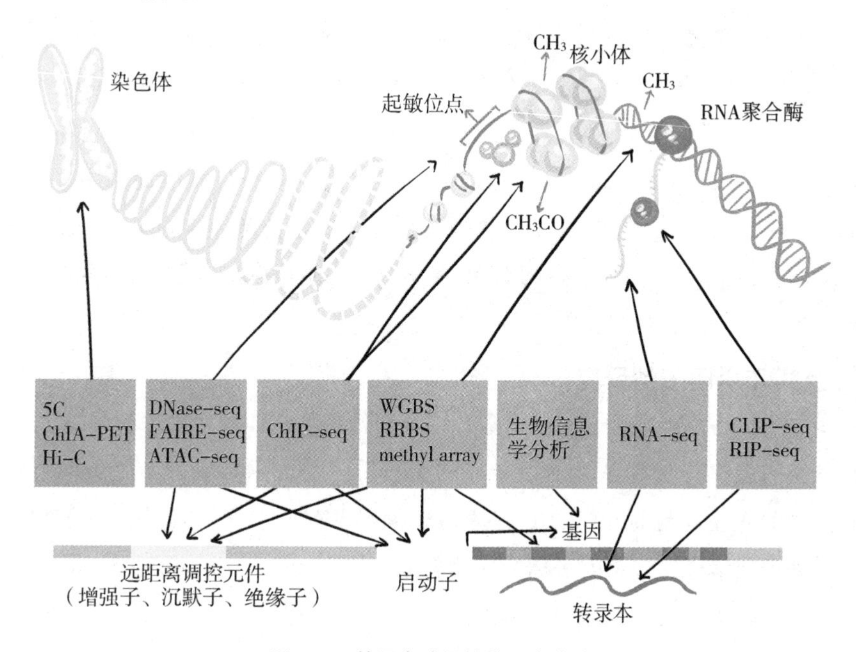


**图 2-9　基因表达调控的研究方法**

### （一）顺式作用元件的研究

顺式作用元件是对同一个 DNA 分子上的基因表达有调节活性的 DNA 序列。真核生物的顺式作用元件有启动子（promoter）、增强子（enhancer）、沉默子（silencer）、绝缘子（insulator）和终止子（terminator）等序列。

启动子是位于转录起始位点（transcriptional start site，TSS）附近，被 RNA 聚合酶识别和结合，并起始转录的一段特异性 DNA 序列。蛋白质编码基因的启动子常包含 TATA 框、起始子元件（initiator，Inr）、CAAT 框、GC 框、下游核心启动子元件（downstream core promoter element，DPE）等共有结构模式。

增强子是指能使与它在同一条 DNA 上的基因转录频率明显增加的 DNA 序列，一般长 50~1500bp。增强子与其作用的靶基因位置是高度可变的，即增强子可以在其靶基因的上游或下游，也可以在该基因的内含子区域，或者相距几百万个碱基对。增强子没有序列特异性，一个基因可以同时受到多个增强子的调控，一个增强子也可同时调控多个基因的表达。增强子活性具有组织特异性、时空特异性或受环境信号调控。

沉默子是一段与多个转录因子结合后阻遏基因转录的 DNA 序列，其序列长短不一，短者仅数十碱基对，长者超过 1kb，它们之间没有明显的同源性。

绝缘子是指限制启动子与增强子或沉默子联系的一段 DNA 序列，一般位于启动子与增强子或沉默子之间。

终止子是位于基因编码区下游，能够终止 RNA 转录的特殊 DNA 序列。原核生物的终止子均具有回文结构，可分为依赖 ρ 因子和不依赖 ρ 因子两种类型。真核生物 RNA 聚合酶 Ⅰ 和 Ⅲ 有类似于原核生物的终止子元件，而 RNA 聚合酶 Ⅱ 的终止子结构尚不清楚，已知的终止原理为：在新合成的 mRNA 前体近 3′端转录产生 AAUAAA 和富含 GU 的序列后，mRNA 被水解释放并进行 poly（A）尾修饰，此时 RNA 聚合酶 Ⅱ 继续转录几千个碱基后才与 DNA 以及下游转录本解离，终止转录。

对顺式作用元件的鉴定方法有：DNase Ⅰ 超敏位点测序（DNase Ⅰ hypersensitive sites sequencing，DNase-seq）、甲醛辅助调控元件分离（formaldehyde-assisted isolation of regulatory elements，FAIRE-Seq）、易接近转座酶染色质区域高通量测序（assay for transposase-accessible chromatin with high throughput sequencing，ATAC-seq）、染色质免疫共沉淀测序（chromatin immunoprecipitation-sequencing，ChIP-seq）、全基因组亚硫酸氢盐测序（whole genome bisulfite sequencing，WGBS）、简化代表性亚硫酸氢盐测序（reduced representation bisulfite sequencing，RRBS）、甲基化分析（methyl array）等。

### （二）反式作用因子的研究

反式作用因子是指能够直接或间接识别并结合在各类顺式作用元件核心序列上，参与调控靶基因转录效率的蛋白质或 RNA 因子。相应的蛋白质因子称为转录因子（transcription factor，TF），而相应的 RNA 主要是 miRNA、lncRNA 等非编码 RNA。其中，转录因子已有较深入的研究。与核心启动子区结合的转录因子称为通用转录因子（general transcription factors），所能引发的转录活性通常很低。与其他 DNA 区域结合的转录因子称为位点特异性转录因子（site-specific transcription factors），能够显著提高基因的转录活性。

非编码 RNA 可通过多种方式调节基因的转录，如调节转录因子的结合与装配、与转录因子形成竞争、与 DNA 形成三链复合物、调节 RNA 聚合酶 Ⅱ 的活性和转录干扰等（图 2-10）。

NOTE

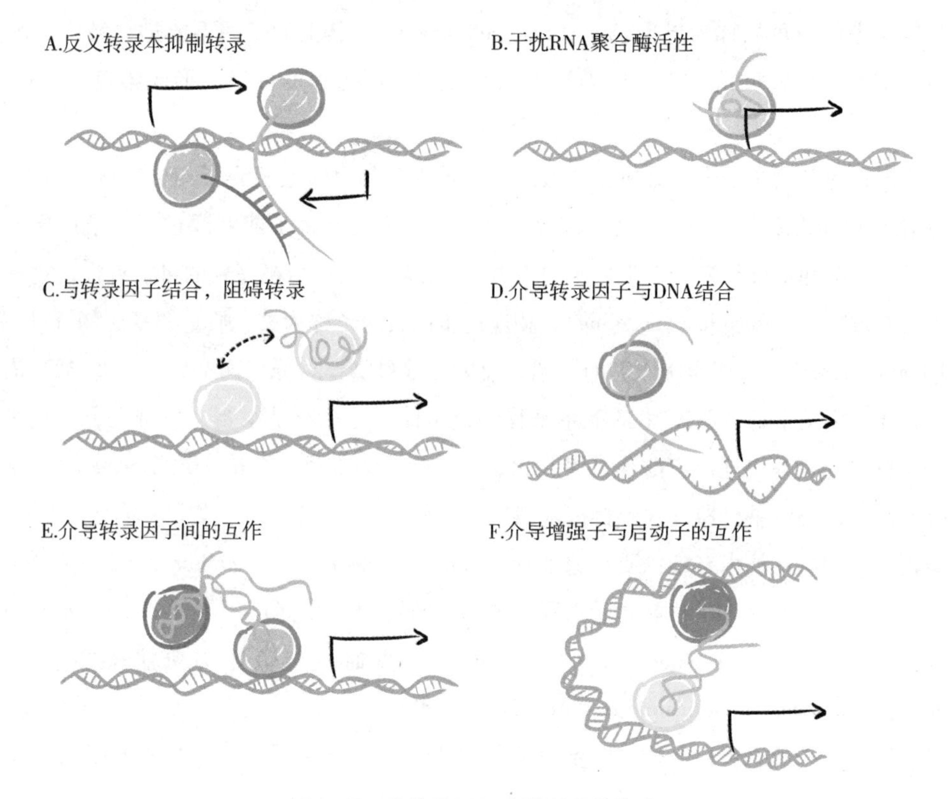


**图 2-10　非编码 RNA 调控转录的模式**

## 四、表观遗传学的研究

经典遗传学认为，遗传的分子基础是核酸碱基序列所储存的全部遗传信息。然而，随着研究的不断深入，人们发现一些 DNA 或染色体水平的修饰也会造成基因表达模式的改变。这种通过有丝分裂或减数分裂来传递非 DNA 序列遗传信息的现象称为表观遗传。“表观遗传”的概念在 1942 年由著名生物学家 Conrad Waddington 首次提出，并将其定义为基因与环境相互作用导致的表型变化。随着生命科学技术的不断发展与进步，被进一步定义为“DNA 碱基序列未发生变化，但基因的表达或细胞表型却发生了稳定的、可遗传的变化”。

目前，人们对表观遗传学的研究，主要集中在探讨引起表观遗传变异的分子机制上。研究表明，表观遗传变异涉及的分子机制主要有：DNA 甲基化修饰（包括胞嘧啶甲基化和去甲基化修饰），蛋白质共价修饰（包括组蛋白的乙酰化、糖基化、泛素化、磷酸化），非编码 RNA 调控（包括长链非编码 RNA 调控和短链非编码 RNA 调控）以及染色体重塑（核小体变成疏松的开放式结构、染色质去凝集）等。

### （一）染色质结构的调节

真核生物染色质的组成和结构对基因组的复制、重组、修复和转录等代谢活动起到重要的调控作用。染色质的基本结构单元是核小体，每个核小体由 146~147bp 的 DNA 缠绕核心组蛋白八聚体（各 2 分子的组蛋白 H2A、H2B、H3 和 H4）以及 1 分子的组蛋白 H1 组成。两相邻核小体之间通过 0~80bp 的连接 DNA（linker DNA）相连。

在细胞中，染色质以高度折叠的状态包装于细胞核中。在分裂间期，折叠程度低，处于伸展状态的染色质称为常染色质（euchromatin），其上的基因能够启动转录；折叠程度高，处于凝集状态的染色质称为异染色质（heterochromatin），其上的基因不能进行转录，反而被阻遏蛋白结合，形成沉默中心。在分裂中期，染色质折叠程度最高，形成染色体（chromosome）。

高度折叠的染色质结构对其包装进入细胞核是必要的，但也阻碍了相应部位的基因转录、DNA 复制及损伤修复等过程。为此，真核细胞中一些蛋白质因子能够通过调控染色质上核小体的装配、拆解和重排等来调控染色质的结构，增加转录因子与靶序列的可接近性，这一过程称为染色质重塑（chromatin remodeling），相应的蛋白质因子称为染色质重塑复合物（chromatin remodeling complex）。根据作用原理的不同，染色质重塑复合物分为两类，一类是 ATP 依赖的重塑复合物，借助水解 ATP 产生的能量来移动核小体；另一类是组蛋白修饰酶，通过对组蛋白氨基端特定的氨基酸进行乙酰化、甲基化、磷酸化、泛素化等共价修饰而导致 DNA 与组蛋白结合的松动，使转录机器进入到目标基因启动子上。

染色质结构研究技术有染色质构象捕获（chromatin conformation capture，3C）及更高通量的衍生技术（4C、5C）、配对末端标签测序技术分析染色质相互作用（chromatin interaction analysis by paired-end tag sequencing，ChIA-PET）、高通量染色体构象捕获技术（high-throughput chromosome conformation capture，Hi-C）等。

染色质的结构受组蛋白变体、组蛋白共价修饰、DNA 甲基化、染色质重塑等表观遗传学调控。

### （二）组蛋白变体与组蛋白共价修饰的调节

组蛋白变体（histone variant）是指与常规组蛋白不同的组蛋白。这些组蛋白变体位于不同细胞或染色质的特定部位，使染色质结构发生改变，对染色质稳定性、细胞分裂和发育等至关重要。

组蛋白共价修饰（histone covalent modification）发生在组蛋白氨基端的一些氨基酸残基，主要有乙酰化、甲基化和磷酸化，此外还有泛素化、瓜氨酸化和二磷酸腺苷核糖基化等。其中，组蛋白乙酰化发生在赖氨酸残基，通常与转录激活相关，分别由组蛋白乙酰转移酶（histone acetyltransferases，HATs）和组蛋白去乙酰化酶（histone deacetylases，HDACs）催化组蛋白的乙酰化和去乙酰化。组蛋白甲基化发生在赖氨酸残基和精氨酸残基，分别由组蛋白赖氨酸甲基转移酶（histone lysine methyltransferases，HKMTs）和蛋白质精氨酸甲基转移酶（protein arginine methyltransferases，PRMTs）催化。组蛋白去甲基化酶催化其去甲基化。一般地，H3K9（H3 氨基端第 9 位的赖氨酸残基）、H3K27 和 H4K20 的甲基化与转录抑制相关，而 H3K4 和 H3K36 的甲基化与转录激活相关。

### （三）DNA 甲基化的调节

DNA 甲基化（DNA methylation）是指在 DNA 甲基转移酶（DNA-methyltransferases，DNMTs）的催化下，以 S-腺苷甲硫氨酸（S-adenosyl methionine，SAM）为甲基供体，将甲基基团转移到胞嘧啶上，形成 5-甲基胞嘧啶（5-methylcytosine，5mC）的过程（图 2-11A）。DNA 甲基化是真核生物基因组最常见的一种 DNA 共价修饰形式，这一修饰现象广泛存在于多种生物体中，是最早发现的修饰途径之一。植物基因组 DNA 甲基化产生方式主要有两种：一种是从头甲基化，指两条均未甲基化的 DNA 链发生甲基化，这种甲基化的方式不依赖 DNA 的复制；另一种为维持甲基化，即双链 DNA 中的一条链已存在甲基化，另一条未甲基化的链被甲基化，这种甲基化通过半保留复制的方式将亲代的甲基化模式传递给后代（图 2-11B）。

DNA 甲基化常发生于 CpG 二核苷酸部位，也见于 CHG、CHH（H = A、T 或 C）区域。DNA 的甲基化和去甲基化分别由 DNA 甲基转移酶和去甲基化酶催化。DNA 甲基化常导致高度稳定的基因沉默，且不易被逆转。

DNA 甲基化水平分析的核心目标是区分基因组 DNA 中甲基化和未甲基化的胞嘧啶，方法主要有 4 类：①甲基化敏感扩增多态性（methylation sensitive amplification polymorphism，MSAP）法；②亚硫酸盐测序（bisulfite sequencing PCR，BSP）法；③甲基化 DNA 免疫共沉淀（methylated DNA immunoprecipitation，MeDIP）法；④高分辨率溶解曲线（high - resolution melting，HRM）法等。其中，MSAP 技术由于其具有操作过程相对简单，无需预先知道所分析 DNA 的序列，即可对全基因组中的胞嘧啶甲基化水平进行检测和分析，现已成为检测植物基因组 DNA 甲基化水平和模式的重要方法。该技术是在扩增片段长度多态性（amplified fragment length polymorphism，AFLP）的基础上衍生出的一种基于选择性 PCR 扩增的新技术。与 AFLP 相比，MSAP 的独特之处在于它选择用 Msp Ⅰ 和 Hap Ⅱ 这两种对甲基化敏感程度不同的一对同裂酶，代替 AFLP 中的高频内切酶 Mse Ⅰ。其基本原理是：将 Msp Ⅰ 和 Hap Ⅱ 这两种同裂酶分别与限制性内切酶 EcoR Ⅰ 进行配对，即形成 EcoR Ⅰ /Msp Ⅰ 和 EcoR Ⅰ /Hap Ⅱ 两组内切酶组合。利用这两组内切酶分别对样品基因组 DNA 进行双酶切，然后利用相应的接头对酶切产物进行连接。接着，利用接头序列设计相应的预扩增和选择性扩增引物，对连接后的产物进行 PCR 特异性扩增。最后，电泳检测产物（图 2-11C）。

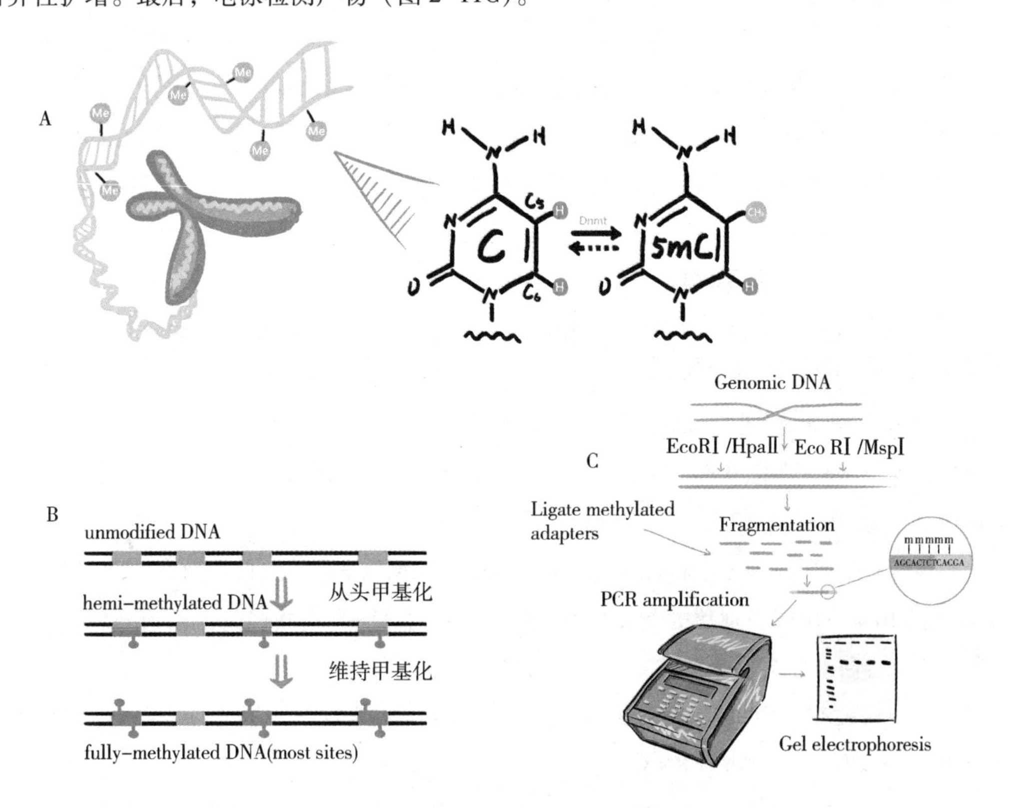


**图 2-11　DNA 甲基化原理及检测方法示意图**

A. DNA 甲基化原理示意图；B. DNA 甲基化的两种方式示意图；C. DNA 甲基化敏感扩增多态性技术 MSAP 流程图

## 五、非编码 RNA 研究

与 mRNA 相比，ncRNA 在很长一段时间里被当做转录的副产物。直到 20 世纪 90 年代，RNA 干扰（RNA interference，RNAi）现象的发现才引起人们对 ncRNA 功能的关注。近年来，随着高通量测序技术的迅猛发展，越来越多的 ncRNA 及其功能被人们发现。

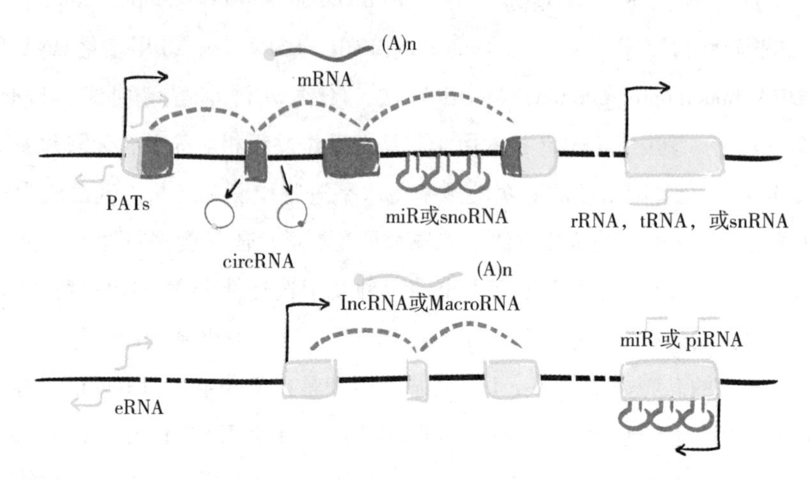


**图 2-12 ncRNA 的来源与种类**

### （一）非编码 RNA 的种类和功能

ncRNA 在表观遗传学修饰、RNA 转录和加工、蛋白质翻译和修饰等过程中发挥着重要的调控作用，是生物体生长发育和响应环境信号不可缺少的参与者。ncRNA 根据其功能可分为两大类：持家 ncRNA（housekeeping ncRNA）和调节 RNA（regulatory ncRNA）。持家 ncRNA 一般为组成型表达，是细胞正常功能必不可少的。调节 ncRNA 又称核糖核酸调节子（riboregulator），一般在组织发育和分化的特定阶段表达，或由外界环境信号诱导表达。

**1. 持家 ncRNA 的种类和功能**

（1）核糖体 RNA（ribosomal RNA，rRNA）、转运 RNA（transfer RNA，tRNA） 参与蛋白质翻译。

（2）核内小 RNA（small nuclear RNA，snRNA） 参与核内 mRNA 前体的剪接。

（3）核仁小 RNA（small nucleolar RNA，snoRNA） 参与 rRNA 的剪接加工，指导 RNA 包括 ncRNA 的转录后修饰，调节 mRNA 稳定性。

（4）信号识别颗粒 RNA（signal recognition particle RNA，SRP RNA） 位于信号识别颗粒（SRP）中的 RNA，能够识别和结合核糖体上刚刚合成的分泌蛋白或膜蛋白的信号肽序列，将分泌蛋白或膜蛋白引导至内质网膜上继续合成和修饰。

（5）核糖核酸酶 P RNA（ribonuclease P RNA，RNase P RNA） 位于 RNase P 中的 RNA，能够催化 RNA 前体形成成熟的 RNA（含 tRNA、rRNA 和 mRNA）。

（6）端粒酶 RNA（telomerase RNA） 参与真核细胞染色体 5′末端的 DNA 复制，影响细胞的寿命。

（7）向导 RNA（guide RNA，gRNA） 长 60~80nt，参与 RNA 编辑。

（8）转移-信使 RNA（transfer-messenger RNA，tmRNA） 最初命名为 10Sa RNA，存在于

NOTE

细菌中，同时具有 tRNA 和 mRNA 的特性。在蛋白质合成过程中，tmRNA 能够识别翻译错误或翻译延迟的核糖体，将核糖体从 mRNA 上解脱下来，也能够降解有缺陷的 mRNA，或在有缺陷的蛋白质末端添加一段序列，使其有效地水解。

**2. 调节 ncRNA 的种类和功能**

（1）微小 RNA（micro RNA，miRNA）　长 20～25nt，广泛存在于真核细胞中，通过与靶标 mRNA 完全或部分互补配对，介导靶标 mRNA 的切割或翻译抑制，在转录后水平负调控靶标基因的表达。

（2）小干扰 RNA（small interfering RNA，siRNA）　长 20～25nt，可以在转录或转录后水平通过与 DNA 或靶标 mRNA 结合实现对基因的沉默。

（3）Piwi 蛋白互作 RNA（Piwi-interacting RNA，piRNA）　长 24～33nt，存在于果蝇、斑马鱼、哺乳动物的生殖细胞和早期胚胎中，通过与 Argonaute 家族的 Piwi 蛋白结合形成 Piwi/piRNA 复合物引起靶标基因沉默，其中 piRNA 对转座子的沉默可以调节和维持基因组的稳定性和完整性。

（4）长链非编码 RNA（long noncoding RNA，lncRNA）　长度大于 200nt，具有 5′帽子、3′poly（A）尾巴及选择性剪接位点等与 mRNA 类似的结构。lncRNA 可通过多种模式发挥调节活性：①直接调控转录因子复合物的装配或活性；②通过对染色质上 DNA 或组蛋白进行表观遗传修饰或直接改变染色体结构调控转录；③增强子式 lncRNA（enhancer lncRNA，eRNA）与中介复合物结合，促进转录起始；④作为“miRNA 海绵”，竞争性结合 miRNA，从而解除这些 miRNA 对其他靶标 mRNA 的调控；⑤作为诱饵分子（decoy）与蛋白质结合，抑制蛋白质的功能。

（5）环状 RNA（circular RNA，circRNA）　circRNA 是前体 RNA 在剪接过程中形成的首尾相接的环状 RNA 分子，广泛存在于各种生物细胞中，具有结构稳定、丰度高和组织特异性表达等特征。circRNA 也可作为“miRNA 海绵”，抑制 miRNA 的活性；与细胞核内的 snSNP 或者 RNA 聚合酶Ⅱ相互作用调控转录；或者与转录因子结合，竞争性调控 RNA 剪接。目前对 circRNA 的研究刚刚起步，其生物学功能还有待挖掘。

### （二）非编码 RNA 的鉴定方法

21 世纪以来，ncRNA 研究取得了很大的进展，成为生物学研究的热点。研究内容包括 ncRNA 数据的存储与管理、ncRNA 的识别与鉴定、ncRNA 靶基因的识别与功能预测。当前，鉴定 ncRNA 主要基于高通量的芯片技术或 RNA 测序技术。其中高通量测序是大多数药用植物 ncRNA 鉴定的主要方法，既可以对所有转录本进行测序（RNA-seq），也可以针对某种 ncRNA 富集后测序，如 miRNA 测序、lncRNA 测序、circRNA 测序等。

ncRNA 数据库检索和生物信息学分析是 ncRNA 鉴定不可缺少的步骤。ncRNA 数据库分为 3 大类：①通用 ncRNA 数据库；②专门的 ncRNA 数据库；③从高通量 RNA 测序获得的转录本中得到 ncRNA 数据库。表 2-2 列举了一些常用的 ncRNA 综合序列功能数据库。随着越来越多的 ncRNA 被发现，ncRNA 数据库和生物信息学算法也会越来越多。

NOTE

表 2-2 ncRNA 综合序列功能数据库

| 数据库 | 网址 |
|---|---|
| NRDR | http：//www. ncrnadatabases. org/ |
| Noncoding RNA database | http：//biobases. ibch. poznan. pl/ncRNA/ |
| Rfam | http：//rfam. xfam. org/ |
| NONCODE | http：//www. noncode. org/ |
| ncRNA-DB | http：//ncrnadb. scienze. univr. it/ncrnadb/ |
| PNRD | http：//structuralbiology. cau. edu. cn/PNRD/ |
| fRNAdb | http：//togodb. biosciencedbc. jp/togodb/view/frnadb_ summary#en |

# 第三节 蛋白质基本技术原理

## 一、蛋白质提取与纯化

提取和纯化蛋白质的各种方法主要基于不同蛋白质之间特性的差异，包括酸碱性质、胶体性质、沉淀和变性等基本性质。

### （一）蛋白质的基本性质

**1. 蛋白质的酸碱性质** 蛋白质由氨基酸组成，其末端具有游离的α-氨基和α-羧基，且侧链具有各种功能团，在一定的pH条件下，使蛋白质呈酸性或碱性，故蛋白质与氨基酸类似，也是一种两性电解质。可解离的基团主要来自侧链上的功能团。在酸性溶液中蛋白质接受$H^+$而带正电荷，在碱性溶液中蛋白质释放$H^+$而带负电荷。当溶液在某一pH值时，使某种蛋白质分子所带的正电荷和负电荷恰好相等，即净电荷为零，该pH值称为蛋白质的等电点（isoelectric point，pI）。不同蛋白质具有不同的等电点（表2-3）。

表 2-3 几种蛋白质的等电点

| 蛋白质 | pI | 蛋白质 | pI |
|---|---|---|---|
| 胃蛋白酶 | 1.0 | 肌红蛋白 | 7.0 |
| 卵清蛋白 | 4.6 | 核糖核酸酶 | 9.5 |
| 血清蛋白（人） | 4.8 | 细胞色素 c | 10.7 |
| 胰岛素（牛） | 5.4 | 溶菌酶 | 11.0 |
| 血红蛋白 | 6.7 | 胰凝乳蛋白酶原 | 9.5 |
| 脲酶 | 5.0 | 小麦麸蛋白 | 7.1 |

蛋白质的等电点与其所含的氨基酸数目和种类有关，即与其所含的酸性氨基酸和碱性氨基酸的比例有关。酸性蛋白质含酸性氨基酸较多，等电点偏酸；碱性蛋白质含碱性氨基酸较多，等电点偏碱；中性蛋白质含的酸性和碱性氨基酸数量相近，等电点大多为中性偏酸（氨基解离度略小于羧基）（表2-4）。

NOTE

表 2-4　蛋白质的酸性和碱性氨基酸含量与等电点的关系

| 蛋白质 | 酸性氨基酸（残基数/蛋白分子） | 碱性氨基酸（残基数/蛋白分子） | 碱性/酸性 | pI |
|---|---|---|---|---|
| 胃蛋白酶 | 37 | 6 | 0.2 | 1.0 |
| 血清蛋白 | 82 | 99 | 1.2 | 4.7 |
| 血红蛋白 | 53 | 88 | 1.7 | 6.7 |
| 核糖核酸酶 | 7 | 20 | 2.9 | 9.5 |

在电场中，若蛋白质分子的净电荷为正，则向负电极移动；反之，向正电极移动，这种泳动现象称为电泳。不同的蛋白质分子，由于其带电性质、大小和形状不同，导致在电场中的泳动方向和速度有所不同，故可用电泳方法对蛋白质进行分离和纯化。

由于蛋白质在等电点时净电荷为零，没有相同电荷互相排斥的影响，极不稳定，易结合成较大的聚集体而被沉淀析出，故可利用蛋白质在等电点时溶解度最小来进行分离与纯化。

**2. 蛋白质的胶体性质**　蛋白质相对分子质量较大，是高分子化合物，在水溶液中形成的单分子颗粒直径在 1~100nm，属于胶体颗粒。故蛋白质的水溶液具胶体溶液的性质，如丁达尔效应、布朗运动和不能通过半透膜等。根据蛋白质不能通过半透膜的特性，可用滤膜等来分离和纯化蛋白质，这种方法称为透析（dialysis）。

蛋白质溶液之所以可形成稳定的亲水胶体，主要是由于：①蛋白质分子表明具有亲水基团，如$—NH_2$、—COOH、—OH 和—CONH—等，与水接触可起水化作用，使蛋白质颗粒表面形成一个水化层，将颗粒彼此隔开，不会因相互碰撞结合而沉淀。②蛋白质分子表面上的可解离基团，在适当的 pH 条件下都带有相同的净电荷，使蛋白质分子之间相互排斥，不会相互凝聚而沉淀。

**3. 蛋白质的沉淀**　蛋白质溶液的稳定性是相对的、有条件的。如果条件发生改变，破坏了蛋白质溶液的稳定性，蛋白质就会发生沉淀。蛋白质溶液的稳定性与质点大小、电荷和水化作用有关，任何影响这些条件的因素都会影响蛋白质在溶液中的稳定性。

**4. 蛋白质的变性与复性**　受物理或化学因素的影响，天然蛋白质的分子构象发生变化，导致蛋白质的理化性质和生物学功能发生改变，但一级结构未遭破坏，这种现象称为变性。导致蛋白质变性的因素很多，物理因素如加热、高压、剧烈振荡和搅拌、紫外线照射、X 射线、超声波等；化学因素如强酸、强碱、脲、重金属盐、三氯醋酸、去污剂、浓乙醇等。这些因素均是破坏了蛋白质分子内的次级键而改变其分子构象。若造成变性的因素较温和，仅松散了蛋白质的构象，除去变性因素后，蛋白质可重新折叠恢复原来的构象，这种现象称为复性。

**5. 蛋白质的呈色反应**　蛋白质分子中某些氨基酸或某些特殊结构可与一些试剂产生各种颜色反应，这些颜色反应可对蛋白质进行定性和定量检测。重要的颜色反应如下：

（1）*双缩脲反应*　两分子脲经加热放出一分子 $NH_3$而得的产物即为双缩脲，其反应如下：

$$2\ H_2N-C(=O)-NH_2 \xrightarrow{\text{加热}180℃} H_2N-C(=O)-NH-C(=O)-NH_2 + NH_3\uparrow$$

NOTE

双缩脲在浓碱液中可与$CuSO_4$结合生成紫色或红紫色络合物，该反应称为双缩脲反应。凡含有两个或两个以上肽键结构的化合物均具可发生双缩脲反应。利用此反应可对蛋白质或肽进行定性和定量测定。

（2）*茚三酮反应* 蛋白质分子中的α-氨基酸可与水合茚三酮反应，生成蓝紫色化合物。利用此反应可对蛋白质进行定性和定量测定。

（3）*酚试剂反应* 蛋白质一般都含有络氨酸，它的酚基可将福林试剂中的磷钨酸和磷钼酸还原成蓝色化合物（钨蓝和钼蓝的混合物）。该反应常用来测定微量蛋白质。

### （二）蛋白质分离纯化的策略与方法

蛋白质的制备需要从生物组织中提取，由于每种组织材料含有的蛋白质种类及数量各异，所以首先应选取含有某种蛋白质丰富的组织材料进行破碎，再选用适当的方法提取。

**1. 蛋白质分离纯化的策略** 对目的蛋白进行分离纯化，首先要使其从组织或细胞中以溶解的状态释放出来，并保持原有的生物活性。动物组织的细胞膜可用匀浆器或电动捣碎机破碎，植物的细胞壁可用加沙研磨或超声波等机械法破碎，也可用低温冷冻、化学试剂和溶菌酶处理。获得蛋白质溶液后，再采用合适的方法将目的蛋白和杂蛋白分开。一般用等电点沉淀、盐析和有机溶剂分级分离，再选用凝胶过滤和离子交换等层析方法纯化。制成晶体是蛋白质提纯的最终目标，尽管结晶不能保证蛋白质的均一性，但对蛋白质纯化来说，结晶是一个至关重要的步骤。因为结晶要经过多次的分级提纯，直到目的蛋白的含量达到优势时结晶方可形成。结晶过程本身也是纯化，而重结晶又是除去少量杂蛋白的有效方法。而且，变性蛋白不会被结晶出来，故结晶也是判断蛋白质制品是否具有生物活性的一个重要依据。蛋白质溶液浓度越大，纯度越高越容易结晶，故可采用盐析、加有机溶剂、控制温度或调节 pH 等方法使蛋白质溶液略处于过饱和状态析出晶体。

**2. 蛋白质分离纯化的方法** 根据蛋白质之间的理化性质差异，如分子大小、溶解度、电离性、吸附性及生物学功能专一性等，可对蛋白质进行纯化。

（1）*据分子大小不同纯化*

①透析和超滤：利用蛋白质分子无法透过半透膜的性质而设计。用半透膜阻留蛋白质分子，使之与可通过半透膜的小分子物质分开。超滤是在上述基础上增强压力或离心力，强行使小分子物质透过半透膜，而阻留大的蛋白质分子。

②离心沉降法：蛋白质分子的沉降趋势与它的大小和密度有关系。密度相似、大小差异大的蛋白质分子可采用沉降速度离心法进行分离；大小相似，密度差异大的蛋白质分子则可采用沉降平衡离心法进行分离。

③凝胶过滤：凝胶为内部多孔的网状结构，当大小不同的蛋白质混合液流经凝胶层析柱时，比凝胶孔大的蛋白分子被排阻在外，比网孔小的则可进入孔内，当用溶剂洗脱时，大分子先被洗脱出来，小分子后被洗脱出来。凝胶过滤的基本原理见图 2-13。

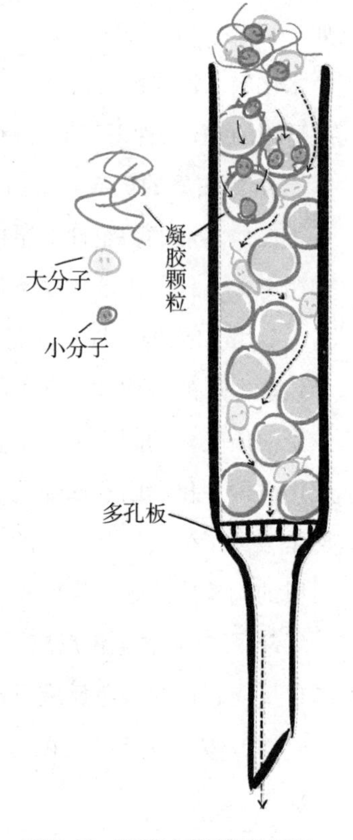


**图 2-13 凝胶过滤层析的原理**

小分子扩散进入凝胶颗粒内而被滞留，大分子则被排阻在外，在凝胶颗粒之间快速通过，从而实现大、小分子蛋白质的分离

（2）按溶解度差别纯化　影响蛋白质溶解度的外部因素主要有溶液的 pH、离子强度、介电常数和温度等。改变蛋白质混合液的环境条件，控制其溶解度，可作为纯化蛋白质的手段。

①等电点沉淀：根据蛋白质溶解度在等电点最低的原理，调节蛋白质混合液的 pH 值，达到目的蛋白的等电点而使其沉淀。

②盐析：向蛋白质混合液中加入硫酸铵等中性盐达到饱和度使目的蛋白沉淀析出。

③有机溶剂分级：分离蛋白质的溶解度会受到溶剂介电常数的影响。向蛋白质溶液中加入与水互溶且介电常数较低的有机溶剂（如甲醇、乙醇、丙酮等）可降低水的介电常数，进而增加蛋白质分子中相反电荷之间的吸引力，且蛋白质分子的水膜被有机溶剂脱去，使蛋白质更加易于凝集和沉淀。

（3）按电荷不同纯化　按蛋白质电荷的不同，即酸碱性质的不同可纯化蛋白质。

①电泳：是当前应用最广泛的纯化蛋白质的方法。蛋白质处于非等电点时会带有电荷，在电场中将向其带相反电荷的一极移动。不同蛋白质分子所带的电荷性质、数量、分子大小和形状等不同，故各有不同的泳动速度而被分离。

②离子交换层析：根据蛋白质两性解离的特点，以阴离子或阳离子交换剂装成层析柱。将蛋白质混合液灌柱，利用各自的电荷性质与离子交换剂的阴离子或阳离子进行交换而被结合在柱上，再用不同离子强度和不同 pH 的洗脱液洗脱，不同电荷性质的蛋白质分子被先后洗脱下来，分步收集即可分离。

（4）按配体结合的特异性纯化　亲和层析是根据蛋白质具有的生物学性质，即其可以与另一种称为配体的分子特异而非共价结合的性质而建立的一种纯化方法。亲和层析的基本原理是将待纯化的某一蛋白质的配体通过适当的化学反应共价地连接到像琼脂糖一类的载体表面的功能团上。这类载体可使蛋白质自由通过，当蛋白质混合液加到填有亲和介质的层析柱时，待纯化的蛋白质则与其特异配体结合，而杂蛋白因对该配体无特异结合部位而不被吸附，通过洗涤即可被除去，被特异结合的蛋白质可用含自由配体的溶液洗脱下来。

（5）高效液相层析　高效液相层析是以离子交换、分子排阻、吸附和分配等层析的原理为基础，采用高压和载体颗粒度小而均匀、机械性能强、化学性能稳定的固定相及其他相应设备对蛋白质进行更高效率、更高分辨率和更快过柱速度的纯化手段。

### （三）纯化蛋白质的评价

纯化后的蛋白质需要对其纯度进行鉴定。常用的方法有各种电泳法、超速离心沉降法、HPLC 和溶解度分析等。纯的蛋白质在不同 pH 条件下的电泳均以同一速度移动，显示一个条带（或峰）；在超速离心时以同一沉降速度移动而在离心管中出现单层的分界面；在 HPLC 的洗脱图谱上出现单一的对称峰。

## 二、蛋白质组研究

1994 年，澳大利亚科学家首先提出了蛋白质组（proteome）的概念。早期蛋白质组定义为微生物基因组表达的整套蛋白质，在多细胞微生物中整套蛋白质指一种组织或细胞表达的蛋白质；后来定义为一个基因组所表达的蛋白质。蛋白质组学（proteomics）以蛋白质组为研究对象，从整体的角度分析细胞内动态变化的蛋白质组成成分、表达水平和修饰状态，了解蛋白质

NOTE

之间相互作用和联系，从而揭示蛋白质的功能与细胞生命活动规律。

随着人类基因组计划的发展，现代蛋白质组研究范围发生了相应的扩展，广义的现代蛋白质组不仅仅研究所有的蛋白质，同时也将蛋白质与基因水平研究加以整合，包括 mRNA 分析、基因组分析、酵母双杂交等。蛋白质研究目的是通过分析细胞表达的所有蛋白以全面系统解密生命现象。旨在阐明生物体全部蛋白质的表达模式及功能模式，其内容包括蛋白质的定性鉴定、定量检测、细胞内定位、相互作用等，最终揭示蛋白质功能，是基因组 DNA 序列与基因功能之间的桥梁。

### （一）蛋白质组研究的理论基础与应用

**1. 理论基础**　现代分子生物学揭示，基因组是生命体遗传信息的载体，同一物种各组织、细胞中基因组完全相同；而蛋白质是生命活动的实施者，生命体的形态、功能的重大差异主要在蛋白质组。因此蛋白质组研究主要基于以下几点理论基础，揭示基因组核酸序列和基因功能之间的关系。

（1）细胞中的基因和蛋白质并不是绝对对应关系，一个开放阅读框架并不一定存在一个相对应的功能性蛋白。

（2）mRNA 水平不一定与蛋白质的表达水平完全对应，即从 mRNA 水平并不能完全预测蛋白质表达水平。

（3）蛋白质的后修饰和加工并非必须来自基因序列，从基因水平无法准确观察。

（4）蛋白质与蛋白质的相互作用难以在基因水平得以预知。

**2. 应用**　蛋白质组研究根据目的大致可以分为功能蛋白质组研究、结构蛋白质组研究、蛋白质-蛋白质相互关系研究、蛋白质翻译后修饰研究、蛋白质表达谱研究、蛋白质组挖掘等方面。近年来，在分子生药学领域主要应用于中药指标性蛋白质寻找与分子鉴定、从蛋白水平揭示活性成分的生物合成等方面。

### （二）蛋白质组研究的基本技术方法

蛋白质组技术已经成为现代生物技术快速发展的重要支撑，并将引领生物技术取得关键性的突破。蛋白质组技术流程包括样品制备、样品分离、蛋白质鉴定、蛋白质功能分析，其中样品制备目前主要采用各种商品化的试剂盒；样品分离目前主要有双向凝胶电泳技术（two dimensional gel electrophoresis，2-DE）、蛋白质芯片技术、层析技术等；蛋白质鉴定技术主要涉及凝胶成像分析和生物质谱分析技术；蛋白质功能分析主要涉及生物信息技术等。近年来在传统蛋白质组基础上还发展出双向电泳-质谱自动化系统、多维的 LC-MS-MS 途径以及定量蛋白质组等新方向。

**1. 双向凝胶电泳技术**　双向凝胶电泳的原理是在二维平面上对蛋白质进行二次分离，第一向是基于蛋白质的等电点不同用等电聚焦电泳（IEF）进行分离，第二向则按分子量的不同用变性聚丙烯酰胺凝胶电泳（SDS-PAGE）分离，大大提高了电泳的分离效率和分离效果。常用双向凝胶电泳可在一块胶上（15cm）获得千个以上的蛋白质斑点，经过多方面改进已成为研究蛋白质组的最有使用价值的核心方法。目前改进的双向凝胶电泳有双向荧光差异凝胶电泳（采用荧光标记样品、不需要对获得的胶片进行染色，同时可减少系统误差）等新方式。应用双向电泳结合质谱途径可实现蛋白组分析的自动化，该方案将凝胶上蛋白质点直接进行蛋白酶解消化后，结合肽质量指纹法对蛋白质进行分析鉴定，串联操作已实现自动化，目前发展了利

NOTE

用机器人对凝胶进行自动化取点以及自动化样品处理的方式。

**2. 蛋白质芯片技术**　蛋白质芯片技术主要用于特定或靶向蛋白质分离，主要原理是将不同的蛋白质配体如高亲和力和专一性的抗体、抗原固定在同一载体表面，通过特异的抗原抗体反应分离出相应的靶复合物，是生物与微电子等相交叉的一门高新技术，具有高通量筛选、高灵敏度检测、全自动化操作的特点，目前在特定蛋白质和靶向蛋白质分离中应用前景良好。

**3. 层析技术**　主要基于大分子层析串联分离技术（如离子交换层析与凝胶过滤层析的串联）进行蛋白质分离，具有分离量大的特点但分离效率不太高，后续主要依赖层析介质和分离设备的进一步发展。目前主要用于丰度较高的功能性蛋白质的分离。

**4. 生物质谱技术**　是蛋白质组学研究中最重要的鉴定技术，其基本原理是将双向电泳分离的目标蛋白质用肽图的方法如胰蛋白酶酶解成肽段，对这些肽段用质谱进行鉴定与分析，获得的质谱信息进一步与蛋白质数据库中的氨基酸序列进行比较，如有匹配，则可进一步结合已有资料进行分析；如数据库中没有，则需要对蛋白质序列分析进行深入研究。目前常用的质谱包括：基质辅助激光解吸电离-飞行时间质谱（MALDI-TOF-MS）和电喷雾质谱（ESI-MS）。近年来发展起来液质联用（LC-MS/MS）技术，很大程度上解决了传统蛋白质组对等电点过大或过小以及疏水性强的蛋白质难以分离鉴定的困境，该方法可将初步分离的蛋白质混合物直接通过液相色谱分离，然后利用 MS 系统获得肽段分子量，再通过串联 MS 技术，得到部分序列信息，并通过数据库查询对该蛋白质进行鉴定。

**5. 生物信息技术**　蛋白质生物信息技术主要包括已有的蛋白质组数据库和蛋白质结构等相关生物分析软件。

**6. 定量蛋白质组**　传统的双向电泳是基于图像对比来分析蛋白质，其中蛋白质定量分析准确性有限。近年来发展了以同位素标记蛋白质进行蛋白质定量分析的方法，其中以 iTRAQ 同位素标记技术较为成熟，该技术可以寻找差异表达蛋白并分析其蛋白功能，同时还可以对 1 个基因组表达的全部蛋白质或 1 个复杂混合体系中所有蛋白质进行精确定量和鉴定。流程如下：样品一般先经胰蛋白酶裂解、烷基化、酶解为肽段，所产生的肽段用 iTRAQ 试剂多重标签进行差异标记，再将标记样本混合，最后用 LC-MS /MS 分析。一般可以使用 8 种不同同位素试剂同时标记蛋白质样品，这些试剂由 3 个不同的化学标签（报告基团、平衡基团和反应基团）组成，报告基团为质量 113、114、115、116、117、118、119 和 121 的分子，平衡基团为质量 192、191、190、189、188、187、186 和 184 的分子，反应基团为与平衡基团相同的 1 个分子组成。反应基团标签可与每个赖氨酸侧链相连，可标记所有酶解后得肽段。8 种报告基团通过平衡基团与反应基团相连，报告基团和平衡基团的平衡分子量都为 305，因此不同同位素标记同一多肽后在第一级质谱检测，分子量都完全相同。而在串联质谱中，平衡基团在二级质谱发生中性丢失。信号离子表现为不同质荷比（113～121）的峰，根据波峰的高度及面积可以得到蛋白质的定量信息。

NOTE

# 第三章　中药分子鉴定

## 第一节　中药分子鉴定概述

### 一、中药鉴定方法概述

中药是中华民族长期与疾病斗争过程中的经验总结和宝贵财富，是中医防病治病的物质基础。对中药真伪优劣的准确鉴定是保证药物品质与治疗效果的先决条件。我国人民在同疾病作斗争的过程中，通过不断尝试，逐渐积累了丰富的医药知识和经验，并学会了运用眼、耳、鼻、舌等人体感官来识别自然界的植物、动物和矿物的形、色、气、味，从而鉴别出哪些可供药用，哪些对人体有毒害作用等，进而形成了对“药”的感性认识，这种认识不仅促进了中药的产生和发展，也促进了相伴而生的中药鉴定知识的产生和发展。1934 年赵橘黄、徐伯鋆等编著的我国第一本《生药学》引进了现代中药鉴定理论和方法。之后，在中药鉴定先辈们的不断完善和发展下，逐步形成了中药鉴定四大基本方法，即中药的基原鉴定、性状鉴定、显微鉴定和理化鉴定。

#### （一）中药传统鉴定方法

**1. 基原鉴定**　是依据形态特征，采用动植物分类学方法，确定药材来源的动植物种类，以保证药材来源准确无误。其主要包括本草考证、动植物研究及标本形态研究三个方面，本质上是基于药用动植物形态的分类与鉴定。药用动植物基原鉴定已成为中药鉴定最基本同时也是最可靠的鉴定方法。基原鉴定直观快速、实用性强，但是需要一定的分类学基础，难以被没有动植物分类经验的人掌握利用。

**2. 性状鉴定**　即感官评价，是通过眼观、鼻闻、口尝、手摸及水火试等对药材的形状、大小、轻重、颜色、表面特征、折断面纹理、气味、黏性、酸碱性等进行鉴别和描述。需由经验丰富的专业人员方能作出较正确的评价，又称经验鉴别。其优点是直观快速、实用性强、有一定的准确性，时至今日仍不失为中药材鉴定的常用方法，是现行《中国药典》的重要评价依据。感官评价的不足在于只能作定性描述、主观性强，同时对多来源药材、破碎药材、粉末药材以及中成药的鉴定有一定的局限性。

**3. 显微鉴定**　指用显微镜对药材、饮片、切片、粉末、解离组织或表面制片及含饮片粉末的制剂中饮片的组织、细胞或内含物等特征进行鉴定。其主要包括组织鉴定和粉末鉴定。组织鉴定是通过观察药材的切片和磨片鉴别其组织构造特征，适合于完整的药材或粉末特征相似的同属药材的鉴别；粉末鉴定是通过观察药材的粉末制片或解离片鉴别其细胞分子及内含物的

NOTE

特征，适合于破碎、粉末状药材或中成药的鉴别。1951 年徐国钧院士发表了 101 种药材《粉末生药检索表》，开创了粉末鉴定的先河。此后他出版的《中药材粉末显微鉴定》填补了我国中药粉末研究的空白，使我国粉末生药显微鉴定达到国际先进水平。至 1977 年版《中国药典》开始收录显微鉴别内容，显微鉴别已成为目前中药鉴定的一种重要方法。由于组织特征的相似性，显微解剖特征难以解决近缘种药材的鉴定问题，同时组织结构易受地理环境、生长期、储存条件诸多因素的影响，从而影响鉴定的准确性。

**4. 理化鉴定**　是 20 世纪发展起来的鉴定技术，即利用化学或物理的方法，对中药含有的有效成分或特征性成分进行定性和定量分析，从而鉴定中药的真实性、纯度和品质优劣的鉴定方法。随着色谱技术、光谱技术以及色谱-光谱联用技术在中药分析中的应用，中药理化鉴定系统逐步形成并成熟。理化鉴定对中药标准化起着巨大的推进作用，然而由于中药大多数有效成分不明确，且并非单一成分，变异幅度大，同时其含量受采收时间等诸多因素影响，因此难以规定一个合理的数值标准，所以《中国药典》中尚有许多药材无定量指标或理化鉴别指标。

上述四大方法，在中药鉴定过程中一直起主导作用，但是对一些疑难药材的鉴定依然存在困难，例如近缘种药材、贵重药材、动物药材等，在鉴定的准确性、客观性方面还需要进一步提高。

### （二）中药分子鉴定方法

中药分子鉴定是利用中药中的大分子信息进行中药鉴定的方法。中药中的大分子包括 DNA、RNA 和蛋白质。由于中药样品的特殊性，目前中药分子鉴定主要集中于 DNA 分子鉴定。DNA 作为遗传信息的直接载体，具有信息量大、遗传稳定性高、化学稳定性强等特点。物种的差距归根结底就是因为 DNA 之间的核酸序列不同，通过直接分析不同中药品种的基因组成，就可以实现中药的 DNA 分子鉴定。因此，用 DNA 分子特征作为遗传标记进行中药鉴定更为准确可靠。

中药分子鉴定不仅用于中药不同物种的鉴别，也广泛用于种下不同居群、不同种质资源和道地药材的研究，为中药鉴定提供了遗传学证据；特别是在名贵药材、动物类药材、珍稀濒危动植物以及可以获取 DNA 的中药及其制剂的真伪鉴定等方面有独特优势。

随着技术的发展和成熟，中药分子鉴定已进入实用阶段。2010 年版《中国药典》首次收载了蕲蛇和乌梢蛇饮片特异性 PCR 鉴别法，成为世界上首个中药、天然药分子鉴定国家标准，2012 年及 2014 年发布的《中国药典》增补本又先后收载了川贝母 PCR-RFLP 鉴别法和中药材 DNA 条形码分子鉴定法指导原则。

中药分子鉴定主要可以分为基于分子杂交的鉴定技术、基于 PCR 扩增的鉴定技术和基于 DNA 序列分析的鉴定技术。

**1. 基于分子杂交的鉴定技术**　包括 RFLP 和 DNA 芯片等。以 RFLP 为例，不同药材样品的基因组 DNA 在限制性内切酶作用下，在特定的核苷酸顺序上切割，会产生长度不同的 DNA 片段。不同来源药材 DNA 酶切位点的差异，使得酶切后的 DNA 片段长度发生改变，造成某位点上的 DNA 片段电泳后用克隆探针检测时会出现电泳条带位置的不同，从而用来鉴定和区分药材的真伪。20 世纪 90 年代后期，该方法首次被用于北沙参基原植物珊瑚菜 *Glehnia littoralis* 不同居群的鉴定，随后又应用到柴胡属 *Bupleurum*、羽扇豆属 *Lupinus*、甘草属 *Glycyrrhiza* 和苍术属 *Atractylodes* 等类群的鉴定中，研究发现使用 RFLP 构建的系统发育关系与这些植物的形态

NOTE

学、细胞学或化学成分含量存在某些相关性。

**2. 基于PCR扩增的鉴定技术** 包括RAPD、ISSR、SSR、特异性PCR等。以特异性PCR鉴别法为例，该方法是根据正品药材和饮片中一段特异性DNA片段或碱基设计的寡聚核苷酸序列为引物，利用PCR技术扩增基因组DNA模板，扩增产物通过琼脂糖凝胶电泳分离，经核酸染料染色后，根据条带的大小和有无进行药材正品鉴定。继1997年使用特异性PCR鉴别法区分西洋参、人参和竹节参，一系列药材都使用该方法进行了成功的鉴定，如金银花、西红花、铁皮石斛、蕲蛇、鹿茸、蛤蚧等。特异性PCR鉴别法具有专属性强、操作简便、鉴定结果重复性好等特点。

**3. 基于DNA序列分析的鉴定技术** 主要依靠DNA测序和生物信息分析等，以DNA条形码技术为例，它是利用一段或几段短的标准DNA片段作为分子标记而建立起来的一种物种鉴定方法。物种存在种内变异与种间变异，分类正确的物种种间变异大于种内变异，因此物种间存在遗传间隔，即Barcoding Gap。DNA条形码技术基于通用的DNA片段和在充分样本取样的基础之上，通过两两比较种内变异与种间变异可以区分物种。近年来，中药材DNA条形码鉴定研究得到快速发展。2010年版《中国药典》增补本收载了“中药材DNA条形码分子鉴定法指导原则”。DNA条形码技术具有方法通用性强、鉴定结果重复性好、数据易整合和标准化等特点。

中药鉴定的两大核心任务是进行品种真伪鉴定和质量优劣的评价，目前发展的中药分子鉴定技术大多针对真伪鉴定，对优劣鉴定涉及较少。优劣的评价除与遗传基因相关外，也同时受到了环境、药用部位、发育阶段、采收、炮制等的影响，将动植物的表型特征（包括形态、性状、显微、化学等）与遗传信息（DNA）有机结合起来，从表型性状和遗传信息两个层次共同表征，选择多方法、多角度进行鉴别和佐证，以实现中药鉴定的客观化、标准化和精确化。

## 二、分子鉴定基本原理

### （一）动植物物种形成

**1. 物种的概念** 物种（species）是自然界中实际存在的生物群体单位，是生物学各个学科研究的基础，任何生物在分类学上都能归属于特定的物种，中药真伪鉴定实际就是物种鉴定。有关物种的定义超过20余种，包括形态学种、生物学种、生态学种、进化种及系统发育种等。目前，在生物学界已基本形成这样一个共识，即“物种并不是由个体直接组成，而是个体在时空中有规律地组成居群，再由居群有规律地组成物种，物种是由一个或若干个甚至许多个间断的居群所组成”。

物种是形态上类似的、彼此能够交配的、要求类似环境条件的生物个体的总和。从现代遗传学观点看，物种是一个具有共同基因库的、与其他类群有生殖隔离的类群。由此可知，物种是一个类群，并有形态、地理分布、生理、行为以及生殖等多方面的特征，而最主要的区分物种的依据是有无生殖隔离。

一个种群就是同一物种的一群个体，通过个体间的交配而保持一个共同的基因库。每一个物种都有一定的生活习性，要求一定的居住场所，但在这一物种分布的整个区域内，它可能生存的各场所总是被它不能生存的场所隔开。因此，每一物种总是在它分散的、不连续的居住场

NOTE

所或地点形成大大小小的群体单元，每一个群体单元，就是一个种群。

同一物种不同种群的个体，如果消除隔离，可以互相交配，即可以有基因交流。不同物种的各种群，即使生活在同一地区之内，也不能进行杂交，即没有基因交流。也就是说，同一物种的种群之间存在着地理隔离，不同物种的种群之间存在着生殖隔离。

**2. 物种的形成**　物种形成（speciation）或称物种起源（origin of species），是指物种的分化产生，是生物进化的主要标志。物种形成是一个物种内，部分个体遗传变异而产生新物种的过程。对于有性生殖物种，同种的一群个体获得与同种其他个体生殖隔离的过程就是物种形成的过程（图 3-1）。

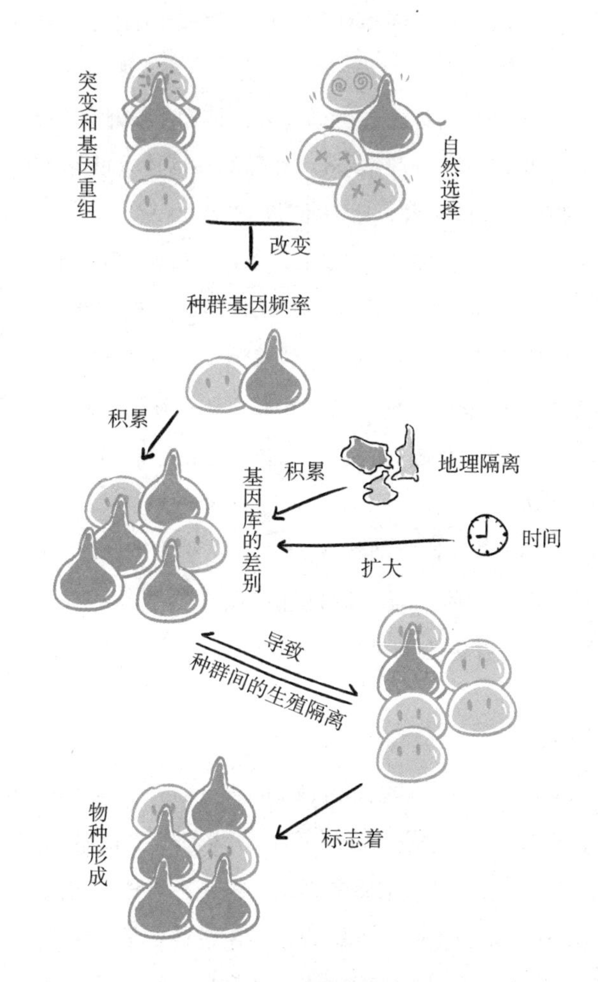


**图 3-1　物种的形成**

（1）物种形成的步骤　首先是由于地理屏障将两个种群彼此隔离，阻碍了种群间个体交换，从而使基因交流受阻，称为地理隔离（geographical isolation）。同时，两个地理上和生殖上隔离的种群各自独立进化（independent evolution），适应各自的特殊环境。若地理屏障消失，两个种群的个体可再次相遇和接触，但由于建立了生殖隔离（reproductive isolation）机制，基因交流已不可能，因而成为两个种，物种形成过程完成。

（2）物种形成的方式

①渐变式物种形成（gradual speciation）：又分为继承式和分化式两种，是指通过产生物种形成的原始材料突变，影响物种形成方向的选择和物种形成必要条件的隔离等进化因子，在相

对较长时间内的进化过程中不断变化，原来的物种形成若干亚种；进一步积累变异致产生生殖隔离而形成新物种。在生物界中，有众多物种的形成方式均是这种途径。

②爆发式物种形成（sudden speciation）：是指不需要经过漫长的进化历史，而在较短的时间内有一个祖先产生两个或多个子代种。一般不经过亚种阶段，通过转座子在同种或异种个体之间转移、染色体加倍及调控基因突变等方式作用，逐渐形成新物种。其中，杂交和多倍化是爆发式物种形成的两个主要方式。在植物界，很大一部分植物的进化历史中，均存在杂交及（或）多倍化现象。

（3）植物与动物物种形成方式的差异

①动物由于行为很发达，所以行为隔离在物种形成过程中起重要作用。植物在陆地上主要是固着生活的，其构件数量变化很大，且营养体繁殖很普遍，所以单性可不经交配而长久繁殖。植物还比动物易于形成多倍体，且新种能通过多倍体而自发地产生。

多倍体有两类：同源多倍体（autopolyploid）和异源多倍体（allopolyploid），如一个二倍体种具有 AA、BB、CC 和 DD 染色体，其同源四倍体就有 AAAA、BBBB、CCCC 和 DDDD 染色体。通过减数分裂形成的配子，可以有 2 与 2、1 与 3 和 4 与 0 分离等情形。当二倍体的配子与正常单倍体的配子结合时就会出现三倍体杂种。三倍体杂种虽然不能有性生殖，但可通过营养体繁殖而广布开来。许多药用植物如人参属、大黄属等均存在多倍化现象。

②有时无需地理隔离也能形成新物种。在自然界里还存在另一种物种形成方式，它往往只需几代甚至一代，而且不需经过地理隔离，如多倍体植物的形成就是如此。自然界里几乎将近一半的被子植物就是这样形成的。

植物物种形成的另一重要特点是比动物易于产生杂种后代，即杂交育性高，如原来由生态或地理隔离产生的两个亚种或种，当屏障打开后由杂交而产生杂种后代，此时常出现一大批各式表现型的杂种个体，可称为杂种群（hybrid swarm），比如柑橘属、蔷薇属的一些药用植物。

### （二）中药系统鉴定

中药系统鉴定法（systematic identification of Chinese materia medica，SICMM），是基于 DNA 测序技术及开放的 DNA 数据库，结合传统的中药性状鉴别、显微鉴别和理化鉴别等多种技术手段，对未知药材、饮片及其粉末等的基原和真伪，进行多方法、多角度的佐证和鉴别，以实现中药鉴定客观化、标准化和精确化的一种综合性、系统性的整合鉴定方法。该方法的突出优势是实现了快速鉴别与精确鉴别的完美结合，将有效利用强大的开放性 DNA 数据库资源优势，结合简便、快捷的性状和显微鉴定特点，实现中药准确、客观和快速的鉴定。该方法不仅大大弥补了单纯依靠鉴定者经验的性状鉴别法的不足，实现中药鉴定客观化的目的，同时又利用了飞速发展的 DNA 开放数据库的强大资源，有利于实现对全世界范围生物类药材的准确鉴定，尤其对疑难药材的鉴定具有不可比拟的优势。

中药系统鉴定法的基本原理就是充分整合动植物类药材的遗传信息 DNA，及其表型信息如动植物形态、药材性状、组织或细胞的显微特征、化学特征等，然后按照一定的分析方法如动植物分类学方法、性状鉴别法、显微观察法、理化反应以及分子鉴定法等，对未知药材进行多角度、多层次的鉴别（图 3-2）。

NOTE

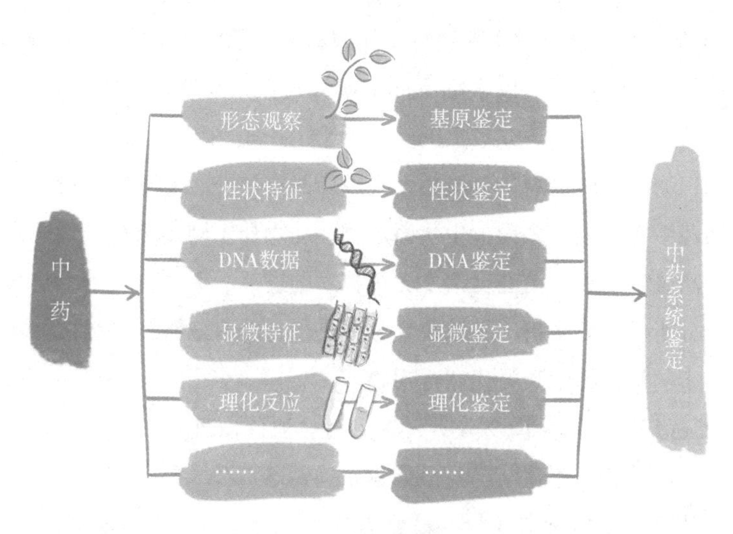


**图 3-2　中药系统鉴别方法**

中药系统鉴定法的核心是紧紧抓住生物信息的两大核心要素，即“遗传信息”和“表型特征”，达到对生物类药材客观化、精确化的鉴定。“遗传信息”是DNA序列信息，随着动植物DNA序列信息数据库的不断丰富，全球范围内大多数生物DNA序列信息将得到注册；因此，应充分挖掘和利用国内外开放的DNA信息资源，为中药DNA鉴定所用。大致方法是将未知中药材样品某一DNA片段的测序结果，与已知数据库的DNA序列进行比对（如BLAST分析等），以初步判断中药样品的物种来源，在此基础上，与中药材性状、显微特征等信息相互佐证，保证鉴定结果的准确性。

中药系统鉴定法的具体实施过程主要包括：①首先，对待鉴定样本进行基原鉴定（对完整的原植物而言）、性状鉴定（对药用植物药用部位或药材饮片而言），明确样本的形态、性状特征；②然后对鉴定样本进行切片、粉碎等，取其中一部分进行显微鉴定，按照有关显微鉴定方法进行操作，明确待鉴定样本的显微特征；③如果必要，可对药材粉末进行化学成分的初步判别，如生物碱类、皂苷类、黄酮类等的理化显色反应，或薄层色谱分析等；④药材粉末进一步研细，提取DNA，选择适当的引物，PCR扩增相应基因的DNA序列；⑤根据DNA序列信息，采用BLAST分析等方法与数据库的DNA序列信息进行比对，并进行聚类分析等，明确鉴定对象所在科属；⑥综合①~⑤的信息（②③可选），系统鉴定未知药材所属物种，达到精确鉴定目的。可以预见，中药系统鉴定法将在中药新资源开发、民族医药研究、贵重药材、进口药材鉴定等方面拥有广阔的应用前景。

### （三）中药双分子标记鉴定

目前，中药鉴定与评价的分子标识主要侧重于单一DNA分子标记对中药不同种属间的鉴别及对不同居群间遗传多样性的分析，或根据单指标化学成分评价同一中药不同来源、不同产地、不同发育阶段的质量差异。但由于中药的原动植物生物进化机制复杂，杂交、基因转移、多倍化现象、栽培种质混杂等会导致DNA序列信息在一些物种间没有鉴别力或产生错误的鉴定结论。且中药是多成分的复杂体系，通过单一或部分指标性成分来评价其质量优劣，也无法体现其整体效应，存在一定局限性。

双分子标记法（bimolecular marking methods，简称BIMM）是DNA分子标记和代谢标识物结合的分析方法，在分子水平同时研究中药的基原和质量差异的一种分子标记方法。双分子标记法中的DNA分子标记是指能反映中药物种个体或种群间基因组差异的特异性DNA片段，被用于中药物种的遗传信息分析。可以根据不同的研究对象，筛选合适的DNA分子标记，通过对其多态性进行分析，获取不同研究对象的特征DNA序列。而中药的代谢产物是治疗疾病的物质基础，代谢标识物的定性及定量分析关系到用药的有效性、安全性及稳定性。中药代谢产物成分复杂，植物药中有效成分多为次生代谢产物，动物药中则多为初生代谢产物。随着代谢组学以及高通量、高灵敏度和高精准度谱学分析技术的发展，无选择性的、接近全景代谢物的分析，结合主成分分析、聚类分析等多种统计分析手段，将有效寻找可以区分不同来源、不同产地、不同年限、不同部位的中药材代谢标识物。

综合DNA分子标记与代谢标识物分析，将中药材遗传信息多态性与其性状、化学成分表型的定性与定量分析相结合，建立与药材品质紧密连锁的双分子标记技术平台，进行中药的鉴定与质量评价，具体技术流程见图3-3。目前双分子标记法在中药多来源药材鉴别、年限鉴别、产地鉴别、优良种质分析、新的药物资源寻找和开发及中药材新品种保护中发挥着重要作用。

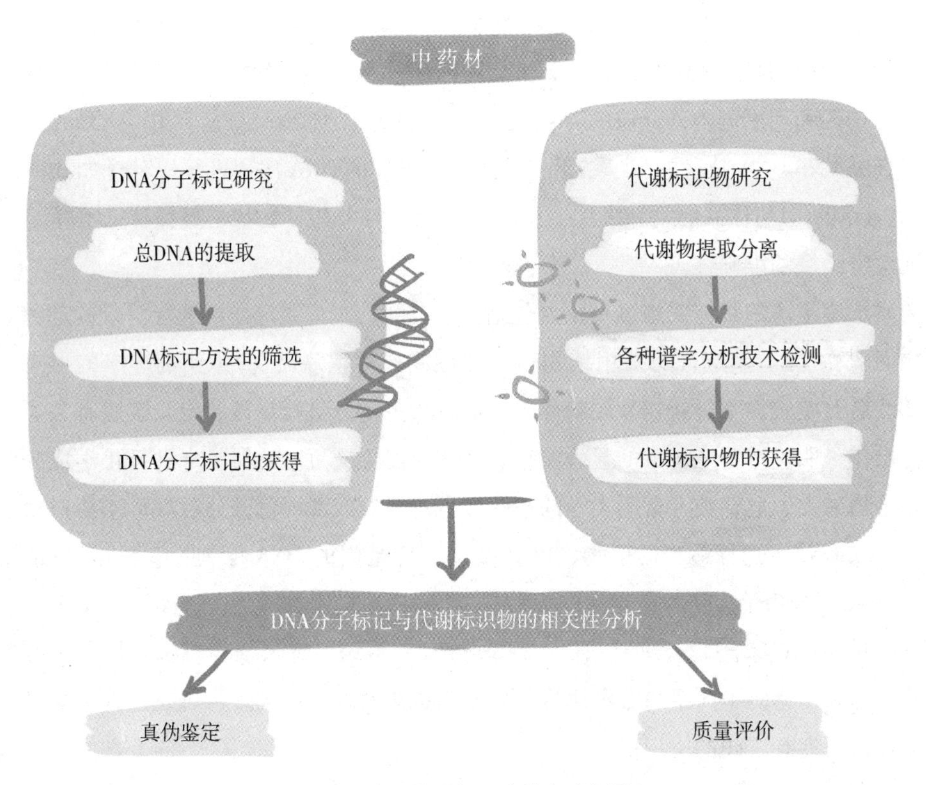


图3-3　双分子标记法技术流程图

## 三、中药分子鉴定适用范围

### （一）中药分子鉴定的使用原则

随着分子生物技术的高速发展，目前已有大量药用动、植物基因序列发表。这些公共基因资源为各科研领域的发展奠定了良好的基础，也加速了中药分子鉴定技术的开发与应用。但由于生物进化机制的复杂性，如多倍化现象（如大黄属植物）、基因水平转移（如菟丝子属）、杂交（如独活属、白珠树属）、基因渗入、辐射物种形成（如石斛属、龙胆属）和物种谱系分

NOTE

选不完全等，经常造成物种树与基因树不一致，导致目前报道的 DNA 条形码序列在一些物种间没有鉴别力。因此，即使药材正伪品来源于不同物种，其 DNA 条形码序列也可能相同，这可能导致鉴别结论的错误。

中药分子鉴定的本质是物种的界定，如何界定某种中药的物种界限和种内变异幅度，是中药分子鉴定的瓶颈问题。分子系统研究是解决这一瓶颈问题的有力工具，缺乏分子系统分析的中药分子鉴定，就好比“盲人摸象”，难免盲目和片面，所得的结论必然是不可靠的。为此提出中药分子鉴定的二步法：首先建立被鉴定中药所在属完全物种取样（包括药用和非药用种）的分子系统数据库，然后将被鉴定中药在该数据库中进行比对判断其归属。数据库的物种全面性决定了该鉴定系统的可靠程度。

另一方面，中药材种类繁多，使用历史悠久，来源复杂。有些药材来自野生，有些药材来自栽培，它们的进化历史不尽相同，加上异地引种和商业贸易的发展，人为改变了居群间、种间的基因流，使药用动植物间发生杂交或基因渐渗程度进一步增强，如在栽培药用植物中出现了明显的种质混杂情况。因此，某种药材分子鉴定方法的建立不能证明其他药材品种也同样具备建立分子鉴定方法的条件，需要采取个案分析原则，即针对具体的药材品种进行个案评估，逐步进行推进，在了解和掌握品种具体情况前，不应得出中药分子鉴别使用的结论，更不能简单地予以全盘通过或者全盘否定。在确认药材物种树与基因树一致的前提下，可以选择合适的基因片段进行中药分子鉴定。由于物种的生活型（木本与草本）、物种形成方式（渐进式分化与适应性辐射）等方面存在极大的多样性，物种间基因的进化速率存在很大的差异，这使得基因标记在某一类群可能分辨率很高而在另一类群却很低，甚至没有分辨度。到目前为止，还没有一个理想基因标记可以分辨所有的植物类群，因此不能一味地去寻找高分辨率的“万能标记”。在中药 DNA 条形码的选择上一个可行的办法是“分阶层的鉴定体系”，即先在整个植物界确定一个进化速率适中的基因片段作为核心条形码，然后再在科或属级水平寻找高进化速率的基因作为辅助条形码。当前对于陆生植物核心条形码已经达成共识（*mat*K+*rbc*L 或 ITS），而在特定类群基于药用植物基因组筛选辅助条形码并建立标准体系可能是未来中药分子鉴定的发展方向之一。

总之，中药分子鉴别技术应建立在科学、客观的基础上，遵循在一定分子系统研究背景下，采取个案分析原则建立分阶层的鉴定体系，为中药分子鉴定应用提供依据。

### （二）中药分子鉴定的适用范围

DNA 分子稳定性高，DNA 多态性几乎遍及整个基因组，在痕量样品和出土标本中仍可检测到 DNA 标记。DNA 分子标记技术用于中药及其基原物种的鉴定，具有特异性强、稳定性好、微量、便捷和准确等特点，特别适合近缘品种、易混淆品种、珍稀品种、破碎药材、陈旧药材、腐烂药材及样品量极为有限的植物模式标本、中药出土标本等珍贵样品的鉴定，但对于不同药用部位的鉴定具有一定的局限性。

中药分子鉴定将向着快速、简便和高度自动化方向发展，未来基因测序、基因芯片、免疫检测、荧光标记等检测方法将在中药鉴定领域得到广泛的应用。

NOTE

# 第二节　药品标准中的中药分子鉴定方法

## 一、特异性 PCR 鉴定

### （一）特异性 PCR 鉴定的概念及原理

特异性 PCR 鉴定是根据正伪药材间碱基存在差异的一段特定区域 DNA 序列，设计特异性的正品鉴别引物，建立 PCR 反应及其产物检测方法，根据电泳条带的大小及有无区分正品和伪品，从而实现中药的鉴定。该法在检测时只需要通过一个简单的“+/-”方式即可进行基因分型，检测易于实现自动化。特异性 PCR 技术能对 DNA 序列存在较大差异的正品和伪品进行鉴别，也能对序列间仅存在单个碱基差异的近缘易混品种进行鉴定，即位点特异性 PCR（allele-specific polymerase chain reaction，AS-PCR）。

AS-PCR 是在 PCR 扩增基础上发展的一种 SNP 分型方法，是一种错配扩增突变技术。当药材正品和伪品基因序列存在稳定的单碱基差别时，可将差异碱基设计于 PCR 引物的 3′端，即引物与正品基因序列完全匹配，而与伪品基因序列在 3′末端有一个碱基的不匹配。由于 *Taq* DNA 聚合酶缺乏 3′→5′外切酶活性，伪品基因序列扩增延伸反应因磷酸酯键形成困难而受阻，当错配碱基的数目达到一定程度或者条件达到一定的严谨程度时，导致扩增速度大为减弱，3′末端碱基因磷酸二酯键形成困难而不能延伸，反应中止，不能得到目的条带；而正品模板 DNA 与引物 3′末端碱基完全匹配，扩增时不受影响。扩增反应后，只有正品基因序列得到了有效扩增，通过凝胶电泳图谱可以检测药材正品与伪品基因序列的差异。已有很多研究表明，在多数情况下需要对鉴别 PCR 反应体系和参数进行优化，一般在很高的退火温度下才能完成特异性的扩增，甚至在个别时候，即使在很高的退火温度下，也会出现假阳性扩增。因此，为了增加鉴别引物的特异性，在引物设计时将引物 3′末端第二个或第三个碱基突变，使得引物在该位置与模板发生错配而更加延迟与 3′末端末位碱基完全错配模板的 PCR 扩增，从而增加完全配对模板 PCR 扩增的特异性。

与其方法相比，特异性 PCR 技术具有操作简单、成本低、重复性好等优势，体现为：①特异性 PCR 技术是一种非常可靠的基因突变检测方法，尤其适合基因位点突变的检测，它的反应条件与普通 PCR 基本相同，只要鉴别引物设计合理，PCR 反应条件合适，就能避免假阳性扩增产物的出现；②特异性鉴别引物设计时所依据的 DNA 序列信息，除了可以通过对相关物种的目的 DNA 进行测序，也可以从 GenBank 等公共 DNA 数据库查询获得，大大减少了工作量；③对 DNA 质量要求不高，所需的 DNA 量少；④PCR 鉴定条带单一，正伪药材判定标准简单可靠，无需进行测序及软件分析。

### （二）特异性 PCR 鉴定的主要步骤

**1. 样品的采（收）集与保存**　样品的采（收）集与保存，在中药分子鉴定中是一个十分重要的环节，也是保证检测结果正确性的必要前提。样品种类主要涉及药材的基原动植物正品以及伪品药材。

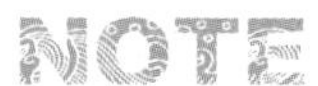

**2. 通过数据库检索或测序，获取正、伪品药材的 DNA 序列信息** 数据获取是筛选用于中药分子鉴别 DNA 标记的前提。可通过公共数据库获取相关的 DNA 序列信息，但对于这些 DNA 数据还需要甄别其准确性。而对于那些在数据库中没有收录 DNA 序列信息的药材也可以通过提取样品总 DNA，扩增目的片段后进行测序，获得药材及其原动植物的 DNA 序列。

数据来源主要有生命条码数据系统（BOLD）数据库（www. boldsystems. org），作为条形码编码的中心数据库已经有超过 500 万个条形码序列；NCBI 数据库（www. ncbi. nlm. nih. gov），该数据库由国际核苷酸序列数据库成员美国国立卫生研究院 GenBank、日本 DNA 数据库 DDBJ 和欧洲分子生物学实验室数据库 EMBL 三部分组成；专利序列数据，可通过中华人民共和国国家知识产权局、美国专利及商标局、国际专利局获取。

**3. 对药材伪品之间存在的差异位点进行筛选** 鉴别位点是指药材及其基原伪品间具有差异的核苷酸突变，包括碱基插入、缺失、突变等。通过序列比对软件寻找合适的鉴别位点，为进一步鉴定引物设计提供依据。

**4. 依据鉴别位点设计特异性引物和通用引物** 引物的优劣直接关系 PCR 特异性扩增成功与否，因此引物设计时应考虑目标片段的最佳设定区域和引物长度、GC 含量、3′端密码子、碱基分布、二级结构、二聚体等因素对 PCR 扩增结果的影响。

（1）药材正品的正向引物或反向引物 3′末端需要是 SNP 位点，称为鉴别引物，鉴别引物 3′末端与 SNP 位点正品基因型完全匹配。

（2）鉴别引物 3′端第二个碱基人为引入错配，错配应当满足以下要求：正品鉴别引物 3′末端若与模板构成强错配（G/A、C/T、T/T），则引入第二个错配应为弱错配（C/A、G/T），反之亦然；若为中等错配（A/A、C/C、G/G）则需再引入一个中等错配。

（3）鉴别引物 3′端由于人为引入错配，与鉴别引物对应的通用引物 $T_m$ 值应当比鉴别引物低 2~5℃。

（4）正品和伪品药材的 PCR 产物应当在 150~500bp。

**5. 提取药材总 DNA** 如何将药材 DNA 有效地提取出来已成为中药分子鉴定的关键步骤。由于药材来源复杂，植物细胞中常含有植物多糖、植物多酚、木聚糖、果胶、腐殖酸、鞣质、多胺等物质，在提取过程中会与 DNA 发生复杂的化学反应，将严重干扰和影响后续试验的成功。此外，药材大多经过一些采收后的初加工，甚至是炮制处理。如长时间的日晒、高温烘干、发汗等，都会破坏药材 DNA 的完整性，因此与新鲜材料相比，药材 DNA 提取要困难得多。具体方法参见第二章第一节“DNA 的提取与纯化”。

**6. 进行目的 DNA 片段的扩增反应** 与普通 PCR 相比，特异性 PCR 的反应条件更为严格。在中药分子鉴定的过程中通常包括两个 PCR 反应，即用于评价 DNA 质量的通用引物 PCR 和用于正伪品鉴别的特异性引物 PCR。

对设计的鉴别引物要通过大量样品进行验证，保证所有正品药材在一定条件下都可以扩增出条带，而伪品在相同条件下则扩增不出条带。对筛选得到的鉴别引物进行 PCR 条件优化，特异性 PCR 可以采用三步法或二步法，通过对影响 PCR 反应的退火温度、变性温度、退火时间、变性时间、循环次数等因素进行优化，并对不同型号 PCR 仪和 *Taq* DNA 聚合酶进行考察，

NOTE

从而获得最适 PCR 反应条件。建立特异性 PCR 鉴别方法应注意：①位点特异性 PCR 的引物序列严格依赖 SNP 位点上下游序列，当位点周围出现 AT 含量过高、重复序列或形成严重发夹结构时，难以获得高质量引物，使得基因分型出现障碍。②位点特异性 PCR 条件要求严格，如更换 *Taq* DNA 聚合酶或 PCR 仪时，需要对退火温度进行调校。

**7. 电泳检测 PCR 产物**　电泳技术是中药分子鉴定中一种常规的核酸检测方法，它可以通过观察 DNA 扩增片段的有无或大小差异来判断药材的正伪，即如果检测片段与正品药材 DNA 片段大小相同，样品可被判断为生物学意义上的正品。

### （三） 特异性 PCR 在中药鉴定中的应用

特异性 PCR 鉴定技术主要用于中药材、中药饮片及其基原物种的鉴定，对于濒危、市场上伪品和混淆品较多且经典技术较难鉴别的一些中药品种如金钱白花蛇、金银花、太子参、山药、人参、石斛、西红花等已经进行了特异性 PCR 鉴别方法的研究与应用开发。

《中国药典》2015 年版收载的蕲蛇和乌梢蛇饮片聚合酶链式反应鉴别法即为特异性 PCR 方法，下面以蕲蛇分子鉴别方法为例说明特异性 PCR 方法在中药鉴定应用时的具体操作过程。

**1. 模板 DNA 提取**　取本品 0.5g，置乳钵中，加液氮适量，充分研磨使成粉末，取 0.1g，置 1.5mL 离心管中，加入消化液 275μL，在 55℃水浴保温 1 小时，加入裂解缓冲液 250μL，混匀，加到 DNA 纯化柱中，离心（转速为每分钟 10000 转）3 分钟；弃去过滤液，加入洗脱液 800μL，离心（转速为每分钟 10000 转）1 分钟；弃去过滤液，用上述洗脱液反复洗脱 3 次，每次离心（转速为每分钟 10000 转）1 分钟；弃去滤液，再离心 2 分钟，将 DNA 纯化柱转移入另一个离心管中，加无菌双蒸水 100μL，试管放置 2 分钟后，离心（转速为每分钟 10000 转）2 分钟，取上清液，作为供试品溶液，置-20℃保存备用。另取蕲蛇对照药材 0.5g，同法制成对照药材模板 DNA 溶液。

**2. PCR 反应鉴别引物**　5′-GGCAATTCACTACACGCCAACATCAACT-3′和 5′-CCATAGT-CAGGTGGTTAGTGATAC-3′。PCR 反应体系：在 200μL 离心管中进行，反应总体积为 25μL，反应体系包括 10×缓冲液 2.5μL，dNTP（2.5mmol/L）2.5μL，模板 0.5μL，*Taq* DNA 聚合酶（5U/μL）0.25μL，加无菌双蒸水至 25μL。将离心管置于 PCR 仪中，PCR 反应参数：95℃预变性 5 分钟，循环反应 30 次（95℃ 30 秒，63℃ 30 秒），延伸（72℃）5 分钟。

**3. 电泳检测**　运用琼脂糖凝胶电泳法方法进行特异性 PCR 检测，胶浓度为 1%，胶中加入核酸凝胶染色剂 GelRed；供试品与对照药材 PCR 反应溶液的上样量分别 8μL，DNA 分子量标记上样量为 2μL。电泳结束后，取凝胶片在凝胶成像仪上或紫外投射仪上检视。供试品凝胶电泳图谱中，在与对照药材凝胶电泳图谱相应的位置上，在 300～400bp 应有单一 DNA 条带。

蕲蛇正品及其 20 个相关伪品的凝胶电泳图谱如图 3-4 所示，8 批蕲蛇的电泳图谱如图3-5 所示。结果可见，蕲蛇在 300~400bp 有单一扩增条带，而伪品没有扩增条带，表明该鉴别方法能将蕲蛇与其伪品准确地分开，不同来源的蕲蛇样品能实现准确的鉴别。

**图 3-4　蕲蛇药材及其伪品 PCR 鉴别结果**

1. 阳性对照；2. 蕲蛇；3. 虎斑颈槽蛇；4. 三索锦蛇；5. 双全白环蛇；6. 灰鼠蛇；7. 滑鼠蛇；8. 红点锦蛇；9. 王锦蛇；10. 赤链华游蛇；11. 中国水蛇；12. 短吻腹蛇；13. 百花锦蛇；14. 眼镜蛇；15. 赤练蛇；16. 铅色水蛇；17. 金环蛇；18. 莽山烙铁头蛇；19. 黑眉锦蛇；20. 环纹华游蛇；21. 乌梢蛇；22. 金钱白花蛇；23. 阴性对照；24. 空白；

M. DNA 分子质量标准对照，从上至下依次为 2000bp、1000bp、750bp、500bp、250bp、100bp

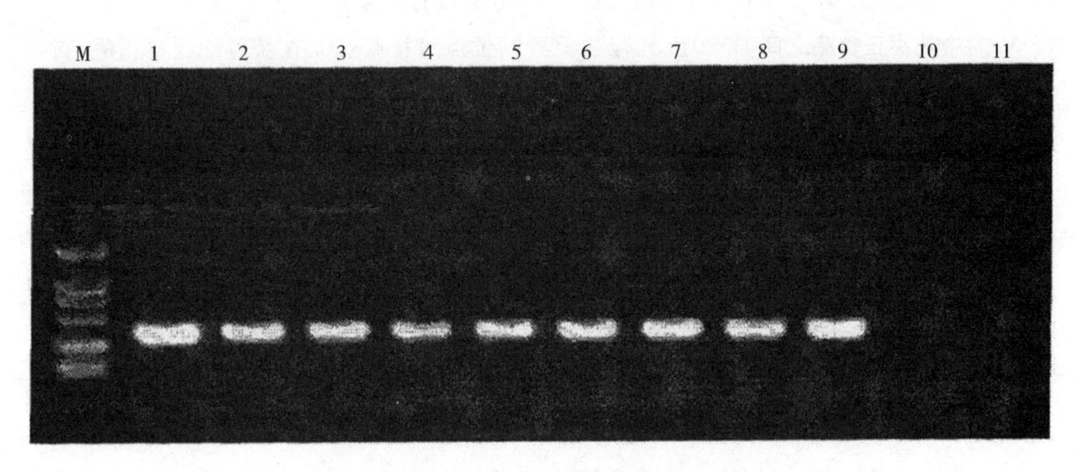


**图 3-5　8 个不同批次的蕲蛇药材 PCR 鉴别结果**

1. 阳性对照；2~9. 蕲蛇；10. 阴性对照；11. 空白；

M. DNA 分子质量标准：从上至下依次为 2000bp、1000bp、750bp、500bp、250bp、100bp

## 二、PCR-RFLP 鉴定

### （一）PCR-RFLP 鉴定的概念及原理

聚合酶链式反应-限制性酶切长度多态性（PCR-RFLP）是由 PCR 技术与核酸限制性酶切技术相结合而产生的一种分子鉴定技术。由于 RFLP 使用的 DNA 必须完整，否则会影响图谱的准确性及重复性。但在实际鉴定检测中，大部分中药材样品均已经过炮制加工处理，DNA 受到不同程度的破坏，所以 RFLP 未能广泛用于中药材鉴定。PCR-RFLP 与 RFLP 原理相近，不同之处是前者先通过 PCR，去扩增某一特定 DNA 区域获得的靶基因序列，产物经限制性内切酶消化，电泳后获得酶切指纹图谱而鉴定物种。由于经 PCR 可获得大量 DNA 片段，且只分析一小段特定 DNA 的酶切图谱，所以不受样本 DNA 质量的影响。

中药材与其伪品多为亲缘关系较近的近似物种，往往可以应用同一对引物扩增出相同大小的目的片段，仅通过核酸电泳不能将这些物种区分开来；而不同物种扩增序列的核苷酸片段中可能会存在 SNP 鉴别位点。这些鉴别位点可能位于限制性内切酶识别序列上，使酶切位点存在或者消失，这样筛选适当的限制性内切酶对相同长度的产物进行酶切，会得到不同的酶切片段，通过核酸电泳就能区分开来，从而达到鉴定或鉴别物种的目的。

NOTE

PCR-RFLP 方法的建立是在已知中药材与其伪品基因序列及 SNP 位点的基础上的，且 SNP 位点必须位于限制性内切酶识别序列上，因此这种方法对未知序列的物种不能得到满意的结果。但由于它不需高质量 DNA、不需使用同位素、不需经过测序就能得到良好的结果，具有方法简单、鉴别特异性较好、需要的 DNA 量较少等优点，目前在中药材鉴别尤其是近缘种间鉴别方面已有较广泛应用。

### （二） PCR-RFLP 鉴定的主要步骤

**1. 样品的采（收）集与保存** 具体操作参见本节特异性 PCR 鉴定的主要步骤。

**2. 获取鉴定中药材正伪品的 DNA 序列信息** 大多数 PCR-RFLP 鉴别标记来自通用引物扩增的 ITS、18S 等核基因片段、CO Ⅰ、*Cyt* b 等线粒体基因片段或 *psb*A-*trn*H、*trn*L-*trn*F、*mat*K、*rbc*L 等叶绿体基因片段，利用这些基因片段进行序列比对，寻找中药材正伪品 DNA 序列间的 SNP 位点。具体操作参见本节特异性 PCR 鉴定的主要步骤。

**3. 对中药材正伪品之间 DNA 序列存在差异的位点进行筛选** 在获得中药材正品与伪品 DNA 序列上的鉴别位点后，由于导致限制性内切酶识别位点改变的 SNP 数量相对较少，且限制性内切酶识别序列多为严格的回文序列，在基因组中出现的概率并不高，如对于识别 6 碱基的内切酶来说，平均每 4096 个核苷酸才存在一个酶切位点。尽管有些内切酶识别序列具有简并性，但这类内切酶的数量相对很少，且能够买到的商品化内切酶种类也很少，因此，对限制性内切酶酶切鉴定位点进行分析成为 PCR-RFLP 鉴别方法开发的重要环节。可以通过限制性内切酶位点分析软件对检测到的 SNPs 进行限制性内切酶识别位点分析，筛选出引发酶切位点改变的 SNP。

**4. 依据鉴别位点设计通用引物** 引物设计除考虑一般引物设计原则外，通用引物扩增获得的目的 DNA 中应包含筛选后的 SNP 鉴别位点，鉴别位点不能位于目的 DNA 序列的中央，限制性内切酶酶切后获得的片段大小应有差异，能够被琼脂糖凝胶电泳区分，每个酶切 DNA 片段分子量应大于 100bp，以便于后续琼脂糖凝胶电泳检测。

**5. 提取药材总 DNA** 具体操作参见本节特异性 PCR 鉴定的主要步骤。

**6. 建立 PCR 扩增目的 DNA 反应体系** 限制性内切酶酶切过程对 DNA 底物的量和质均有严格要求，通过对影响 PCR 反应的退火温度、变性温度、退火时间、变性时间、循环次数等因素进行优化，建立适宜的 PCR 反应程序和体系，获得高质量的目的 DNA。

**7. 建立限制性内切酶酶切反应体系** 将 PCR 获得的目的 DNA 进行限制性内切酶酶切，通过对影响酶切反应的底物浓度、限制性内切酶浓度、酶切时间、酶切温度等因素进行优化，建立适宜的限制性内切酶酶切反应体系，并获得酶切后的 DNA 片段。

建立 PCR-RFLP 鉴别方法应注意：①在进行 PCR 扩增时要严格控制模板浓度和纯度，DNA 模板浓度过高会出现非特异性扩增条带，过低则得不到所需的扩增产物。②适量提高扩增产物的量。DNA 聚合酶浓度太低将导致产物少甚至无带，浓度高则会产生非特异性条带。③内切酶的量太少达不到酶切的效果，过多会造成浪费或产生星活性（又称 star 活性，指内切酶识别位点改变，或有时丧失识别特异性），酶切时间过短反应不完全。④与仅使用 PCR 的方法比，PCR-RFLP 由于加入限制性内切酶时需要打开离心管管盖，也增加了 DNA 污染或降解的风险。由于 PCR-RFLP 检测过程中酶切时间长，使得该方法整个实验时间超过 5 个小时，不利于实现快速鉴别，但新出现的快速限制性内切酶可以实现快速酶切，具有较好的应用前景。

NOTE

**8. 琼脂糖凝胶电泳检测** 依据酶切后的 DNA 片段分子量大小，选择适当浓度的琼脂糖凝胶进行电泳分离，以获得理想的酶切图谱。若样品酶切图谱与对照药材酶切图谱一致，即可被判断为生物学意义上的正品。

### （三） PCR-RFLP 鉴定在中药鉴定中的应用

PCR-RFLP 鉴定方法适用于基因序列信息较完整的中药品种，该技术目前已用于大黄、木通、泽泻、川贝母、人参等中药材的鉴定。下面以《中国药典》2015 年版收载的川贝母聚合酶链式反应-限制性内切酶长度多态性鉴别为例说明 PCR-RFLP 在中药鉴定中的应用及具体操作流程。

川贝母类基因组 rDNA 的 ITS1 区段第 75 位碱基为“C”，而贝母属其他品种为“T”，川贝母类均有限制性内切酶 *Sma* Ⅰ（该酶的识别序列为 CCCGGG）的酶切位点，而非川贝母类此位点处的 DNA 序列为 CTCGGG，没有该酶切位点（图 3-6），因此可以用 PCR-RFLP 方法区别川贝母和其他贝母。

```
F.pallidiflora    CCGCC-TGC  TCGGGACCT  CGCACCGT  TCGCGATTGC  CTCAGGGCGC
F.ussuriensis     ······-··  ·········  ···T····  C·······C·  ····CAA··T.
F.thunbergii      ······-··  ·········  ···GT··-  ----------  ---------T·
F.thu-var-che     ······-··  ·········  ···GT··-  ----------  ---------T·
F.puqiensis       ······-··  ·········  ···GT··-  ----------  ---------T·
F.hupehensis      ······-··  ·········  ···GT··-  ----------  ---------T·
F.cirrhosa        ······-··  C········  ···T··C   ----------  ---------·T·
F.unibracteata    ······-··  C········  ···T··C   ----------  ---------·T·
F.przewalskii     ······-··  C········  ···T··C   ----------  ---------·T·
F.delavayi        ······-··  C········  ···T··C   ----------  ---------·T·
```

**图 3-6 贝母属 9 种 1 变种的 nrDNA-ITS1 区域局部的核苷酸序列差异**

圆点代表核苷酸与伊贝母 *F. pallidiflora* 相同，短划线代表碱基缺失。深色方框显示 4 种川贝基原物种序列中的限制性内切酶 *Sma* Ⅰ 酶切位点（CCCGGG），浅色方框中显示其他物种在此位置的序列

通过设计的川贝母类通用引物，可扩增出 308bp 的 PCR 产物，川贝母 PCR 产物序列中仅有一处 *Sma* Ⅰ 酶切位点，使用 *Sma* Ⅰ 内切酶可将 PCR 产物消化、切割成长度分别为 118bp 和 190bp 的两个片段，即在 100～250bp 之间出现两条酶切条带，而非川贝类没有此酶的酶切位点，不发生酶切，只在 308bp 处显示一条 DNA 条带（图 3-7）。

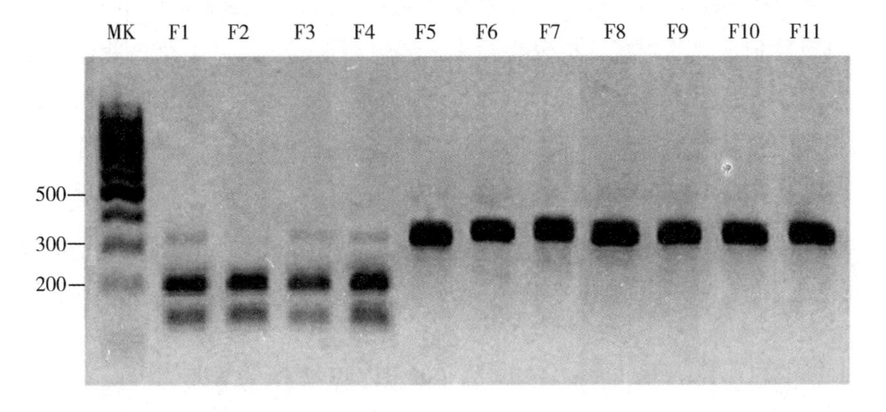


**图 3-7 贝母属 10 种（变种）植物的 PCR 产物（ITS1 片段）经 *Sma* Ⅰ 消化酶切后的 PCR-RFLP 谱型**

F1. 卷叶贝母 *F. cirrhosa*；F2. 甘肃贝母 *F. przewalskii*）；F3. 暗紫贝母 *F. unibracteata*；F4. 梭砂贝母 *F. delavayi*；F5. 新疆贝母 *F. walujewii*；F6. 伊贝母 *F. pallidiflora*；F7. 平贝母 *F. ussuriensis*；F8. 湖北贝母 *F. hupehensis*；F9. 蒲圻贝母 *F. puqiensis*；F10. 东贝母 *F. thunbergii* var *chekiangensis*；F11. 浙贝母 *F. thunbergii*；MK 为 DNA 分子量标准对照

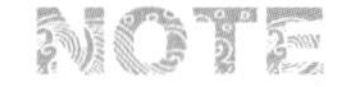

## 三、DNA 条形码鉴定

### （一） DNA 条形码鉴定的概念及原理

条形码技术最初是应用于商品零售行业，方便商品的快速识别及分类。该技术是在计算机的应用实践中产生和发展起来的一种自动识别技术，是实现快速、准确可靠采集数据的有效手段。DNA 条形码概念与现代零售业商品识别的条形码概念类似。

DNA 条形码鉴定技术是利用标准的一段或几段短的 DNA 片段对生物物种进行快速、准确鉴定的方法。加拿大动物学家保尔・赫伯特（Paul Herbert）在 2003 年首次提出用单一小片段基因作为物种的条形码，该研究组用线粒体中的一小段基因（CO Ⅰ 基因）作为动物物种快速鉴定的标记，进而提出为全球生物编码的设想。DNA 条形码可以通过测定基因组上一段标准的、具有足够变异的 DNA 序列来实现物种鉴定。理论上这个标准的 DNA 序列对每个物种来讲都是独特的，每个位点都有 A、T、G、C 四种碱基因可选择，完全可以编码地球上所有物种。该概念的提出立即得到国际社会学者的响应，2004 年生命条形码联盟（consortium for the barcode of life，CBOL）在华盛顿国家自然历史博物馆成立，致力于生物物种全球标准的发展和统一。

DNA 条形码技术的核心是以建立基于基因片段鉴定生物物种为目的，因此对于已经失去了重要形态分类特征的残缺标本或不同生活史阶段的样品都可以实现正确鉴定，它是对传统形态分类学强有力的补充。DNA 条形码鉴定方法更为高效、准确，易于实现自动化和标准化，在一定程度上突破了对专家和经验的过度依赖，并能够在较短时间内建立形成易于利用的应用系统。DNA 条形码技术在生物多样性调查与监测、生态学、食品安全、生药鉴定、生物检验检疫、法医学、流行病学等领域具有广阔的应用前景。

### （二） DNA 条形码鉴定的主要步骤

**1. 动植物样本材料的采集规范和干燥**　合适而广泛的取样是影响鉴定研究精准度的重要因素之一，样品的采集应采用覆盖药用种的全属采样策略。物种的准确鉴定是建立一个可靠的 DNA 条形码鉴定参考数据库的基础和核心。因此，采集完整、具有重要鉴别特征的凭证标本对于建立参考数据库至关重要，是物种准确鉴定的基础和保障。野外采集植物材料应包括物种的凭证标本、提取基因组 DNA 的植物材料和植物本身特征及生境的图像或图片信息等。凭证标本必须是具有物种重要鉴别特征的完整标本，应包括根、茎、叶、花、果和其他鉴别特征（如芽、鳞茎、球根等）。由于植物与动物的特性不同，标本压制后，很多鉴别特征会丢失，如花色和花形等性状。因此，在野外需要对标本的重要特征进行记录和拍照，并进行初步的种属鉴定。最终，请相关类群的分类学家进行物种鉴定确证。对于体型较大的植物（如乔木和灌木等），要确保采集的若干份凭证标本均来自同一植株，采集的标本还需要填写相关野外采集信息，如采集地点、生境、压制标本后容易丢失的特征（如花的颜色、气味等）和鉴别特征等。

标本采集信息内容包括：①采集编号（collection number）：采集编号是指样品在野外采集过程中由采集者对每份样品给予的编号，每份样品具有唯一的采集编号。②标本鉴定信息（specimen identification information）：分类学信息包括样品所在的目、科、属和种，按拉丁语正规写法书写。③标本凭证信息（voucher information）：样品编号是样品在进行 DNA 条形码实验过程中用到的唯一编号，可由字母和数字组成，可以根据动植物类群和项目的名称代码来编

NOTE

号，但应该便于记忆且最好为连续的编号，强烈建议使用与采集编号相同的编号。

将新采集的动植物材料放入透气良好的纸袋中并密封，然后置于密封性能好的干燥箱（盒）中，并放入足够的硅胶使其覆盖全部的遗传物质材料，进行快速干燥；在没有干燥箱（盒）的条件下，将植物遗传物质材料放入透气良好的纸袋中并密封，然后放入塑料的自封袋中并加入足够量的硅胶进行快速干燥。如果变色硅胶变为粉红色或红色，要及时更换硅胶，直到变色硅胶保持为蓝色，表明遗传物质材料已完全干燥。

**2. DNA 的提取**　具体操作参见本节特异性 PCR 鉴定的主要步骤。

**3. DNA 条形码引物的选择**　作为用于鉴定的 DNA 序列，要求物种序列有一定的碱基差异才能构成不同物种的鉴定。DNA 条形码具有以下选择标准：①要有足够数量的变异性以区分不同的物种，同时 DNA 序列尽量保守，种内变异要比种间变异小；②应该是标准的、相同的 DNA 区域尽可能用于不同的分类群；③目标 DNA 区应当包含足够的系统进化信息以定位物种在分类系统中的位置；④应该具有高度保守的引物区以便于通用引物设计、DNA 扩增和测序；④DNA 片段应该足够的短，以便降解的 DNA 能够扩增。

在哺乳动物中，线粒体的进化比核糖体 DNA 至少快 5 倍，所以对于动物类药材的鉴别，选用线粒体 DNA 序列比较恰当。而在被子植物中线粒体的进化则比核糖体慢 5 倍多，叶绿体基因组的进化速率只有植物核基因组的一半，植物线粒体基因片段在基因组大小和结构上的不稳定使其在系统学中的应用远不如动物线粒体，应该选择核基因和叶绿体基因序列进行鉴定研究。

对国际生命条形码大会推荐的 4 个植物 DNA 条形码以及它们的引物名称、引物序列、来源及适用的类群进行了总结，见表 3-1。*rbc*L 片段所推荐的 2 对引物均具有很高的通用性，可以选择其中任何 1 对引物用于条形码的扩增和测序。具体的反应条件和实验程序可参考 Barcode of Life 相关文件（http://connect.barcodeoflife.net/group/plants）。ITS 在种子植物中的通用性较低，表 3-1 中列出的 ITS 引物是目前种子植物中通用性较高的引物组合，对某些特定类群可选择特定的 ITS 引物。引物的通用性高低在不同类群间可能存在差异，对于鉴定准确率较低的种属，可依据实际情况对引物进行组合使用。

**表 3-1　常用中药（植物）四个 DNA 条形码的引物信息及来源**

| DNA 条形码片段 | 引物名称 | 引物方向 | 引物序列 | 适宜鉴定的主要类群 |
|---|---|---|---|---|
| ITS | ITS5 | F | GGAAGTAAAAGTCGTAACAAGG | 陆生植物 |
|  | ITS4 | R | TCCTCCGCTTATTGATATGC | 陆生植物 |
| ITS2 | S2F | F | ATGCGATACTTGGTGTGAAT | 种子植物 |
|  | S3R | R | GACGCTTCTCCAGACTACAAT | 种子植物 |
| *trnH-psbA* | psbAF | F | GTTATGCATGAACGTAATGCTC | 陆生植物 |
|  | TrnH2 | R | CGCGCATGGTGGATTCACAATCC | 陆生植物 |
| matK | 3F-KIM | F | CGTACAGTACTTTTGTGTTTACGAG | 被子植物 |
|  | 1R-KIM | R | ACCCAGTCCATCTGGAAATCTTGGTTC | 被子植物 |
| rbcL | 1F | F | ATGTCACCACAAACAGAAAC | 陆生植物 |
|  | 724R | R | TCGCATACCTGCAGTAGC | 被子植物 |

注：F 为正向；R 为反向。

NOTE

**4. PCR 扩增**　具体操作参见本节特异性 PCR 鉴定的主要步骤。

**5. DNA 测序**　获得可靠的 DNA 序列是分子鉴定的重要前提，目前的主要测序技术是 Sanger 等的双脱氧链终止法及其衍生的荧光毛细管电泳测序技术，此外二代测序技术（next generation sequencing）的快速发展使得并行的高通量测序和宏条形码（Meta bacoding）鉴别成为可能。

**6. DNA 条形码数据分析**　为确保 DNA 条形码序列的可靠性，需要进行正反向测序或重复测序并进行拼接。拼接前对测序结果进行规范化命名不仅便于数据管理、减少不必要的错误，而且可以提高拼接效率，有利于大规模数据拼接。序列拼接时，需对测序质量进行评估，去除测序结果两端的低质量部分。序列方向应与 PCR 扩增正向引物方向一致。常用序列拼接软件包括 Unix 平台的 Phrap、Cap3 等软件和 Windows 平台的 Sequencher、Codon-Code Aligner、Genious、DNA STAR 等软件。

分析 DNA 条形码数据最常用方法是 BLAST 法、距离法（distance）和建树法（tree building）。在充分了解正伪品分子系统进化关系的基础上，单独使用一种方法无法保证获得可靠的结果，需要多种方法同时使用，相互印证。

（1）*BLAST 法*　BLAST 法（basic local alignment search tool）是一种基于 BLAST 搜索算法的鉴定评价方法。首先建立一个物种鉴定的序列参考数据库并确定一个阈值（即种间遗传变异的阈值）。将目标物种的 DNA 条形码序列作为“query 序列”在参考数据库中搜索。根据设定的阈值，如果在数据库中可以根据 BLAST 算法得到与“query 序列”具有最高匹配的序列即为最相似物种的序列；如果根据 BLAST 算法得不到相应的物种序列，则认为对该“query 序列”无法进行鉴定，表明参考数据库可能没有目的物种的条形码序列。

（2）*遗传距离计算*　种间距离通常采用 pairwise uncorrected p-distance 或 Kimura-2-parameter distance（K2P）模型计算。K2P 距离是生物条形码联盟（CBOL）推荐使用的距离计算模型（barcoding. si. edu）。种内遗传距离通常采用 3 种参数表示：K2P 距离、平均 $\theta$ 值和平均溯祖度（average coalescent depth）。其中平均 $\theta$ 值是指每个物种内不同个体间的平均 K2P 距离，目的是消除不同物种因采样个体数不均引起的偏差。平均溯祖度是指物种内所有个体间最大的 K2P 距离，用以反映种内最大变异范围。K2P 距离可以通过 MEGA 或 PAUP 计算，在此基础上计算其余两个参数。

（3）*系统树构建*　DNA 条形码分析中通常采用标准的系统树构建方法，如邻接法（neighbor joining，NJ）、UPGMA 法、最小进化法（minimum evolution，ME）、最大似然法（maximum likelihood，ML）、最大简约法（maximum parsimony，MP）、贝叶斯推断法（Bayes）等。建树的目的并不是利用 DNA 条形码重建系统发育树，而是为了检验每个物种的单系性，即同一物种的不同个体能否紧密聚类到一起。不同的建树方法可能得到不同的物种分辨率，但不同方法得到的结果差别并不大。此外，不同方法的运算时间差别很大，而且适用条件不同，在使用时应根据需要进行选择。目前使用最多的建树方法是 NJ 法。

**7. 影响 DNA 条形码鉴定的因素**　影响 DNA 条形码鉴定结果的因素很多，如样本 DNA、引物条形码的选择、DNA 条形码的扩增与测序、数据分析等。因此需要综合考虑所鉴定中药的样本来源和性质等。常用 DNA 条形码［*rbc*L、*trn*H-*psb*A 和 ITS（ITS2）］的 PCR 反应体系见表 3-2，PCR 扩增程序见表 3-3。

NOTE

表 3-2 常用 DNA 条形码的 PCR 反应体系

| 组成成分 | 体积（1 个反应） | 体积（100 个反应） |
| --- | --- | --- |
| 10 × buffer | 2.0μL | 200μL |
| 50mmol/L $MgCl_2$ | 1.0μL | 100μL |
| 10mmol/L dNTP | 0.8μL | 80μL |
| 10μmol/L 正向引物 | 0.25μL | 25μL |
| 10μmol/L 反向引物 | 0.25μL | 25μL |
| *Tag* DNA 聚合酶（5U/μL） | 0.2μL | 20μL |
| $ddH_2O$ | 4.5μL | 450μL |
| 优化剂（10%海藻糖） | 10μL | 100μL |
| 总体积 | 19μL | 1900μL |
| DNA 模板（10~50ng/μL） | 1.0μL/反应 | |

表 3-3 常用 DNA 条形码的 PCR 反应条件

| DNA 条形码片段 | | PCR 反应条件 |
| --- | --- | --- |
| *rbc*L | | 95℃ 4 min; [35 cycles: 94℃ 30s; 54℃ 1min; 72℃ 1min]; 72℃ 10min; 4℃…… |
| *trn*H-*psb*A | | 95℃ 4 min; [35 cycles: 94℃ 30s; 55℃ 1min; 72℃ 1min]; 72℃ 10min; 4℃…… |
| ITS | 被子植物 | 94℃ 4min; [35 cycles: 94℃ 45s; 50℃ 1min; 72℃ 1min]; 72℃ 10min; 4℃…… |
| | 裸子植物 | 94℃ 4min; [35 cycles: 94℃ 1min; 52℃ 1.5min; 72℃ 2min]; 72℃ 10min; 4℃…… |
| ITS2 | | 94℃ 3min; [35 cycles: 94℃ 30s; 52℃ 30s; 72℃ 45s]; 72℃ 7min; 4℃…… |

### （三）DNA 条形码在中药鉴定中的应用

DNA 条形码鉴定方法在药材基原物种属及属以上鉴定方面具有明显的优势，下面以《中国药典》2015 年版收载的“中药 DNA 条形码鉴别法指导原则”为例说明 DNA 条形码在中药鉴定中的应用及具体操作流程。

**1. 仪器的一般要求** 仪器有电子天平、离心机、聚合酶链式反应（polymerase chain reaction，PCR）仪、电泳仪和 DNA 序列测定仪。DNA 序列测定仪是一台具有自动灌胶、自动数据收集分析等的全自动电脑控制的测定 DNA 片段中碱基顺序或大小，以及定量用精密仪器。测序方法主要为双脱氧链终止法，又称 Sanger 法。4 种双脱氧核苷酸（ddNTP）的碱基分别用不同的荧光进行标记，在通过毛细管时，不同长度 DNA 片段上的 4 种荧光基团被激光激发，发出不同颜色的荧光，电荷耦合元件图像传感器（charge-coupled device，CCD）检测系统识别，并直接翻译成 DNA 序列，获得供试品的峰图文件和序列文件。

**2. 测定步骤** 主要包括供试品处理、DNA 提取、DNA 条形码序列 PCR 扩增、电泳检测和序列测定、序列拼接及结果判定。

（1）供试品处理 按药材和饮片取样法（通则 0211）取样。为防止外源微生物污染，药材和饮片一般使用 75%乙醇擦拭表面后晾干，或采取其他有效去除微生物污染的方法。称取 10~100mg 备用。供试品具体取样部位根据不同药材特性作出相应规定。

（2）DNA 提取 DNA 的提取包括使用研钵或研磨仪破碎细胞，粉碎成细粉，用试剂盒法进行 DNA 的分离和纯化等步骤，目前常用试剂盒包括植物基因组 DNA 提取试剂盒和动物组织/细胞基因组 DNA 提取试剂盒，实验选用的试剂盒须能够提取到满足后续实验要求的模

NOTE

板 DNA。

（3）*PCR 扩增* 植物类中药材及其基原物种扩增 ITS2 或 *psb*A-*trn*H 序列，动物类中药材及其基原物种扩增 COⅠ序列，通用引物及扩增条件如下，特殊规定见各药材项下。ITS2 序列扩增正向引物 ITS2F：5′-ATGCGATACTTGGTGTGAAT-3′；反向引物 ITS3R：5′-GACGCTTCTC-CAGACTACAAT-3′。*psb*A-*trn*H 序列扩增正向引物 psbAF：5′-GTTATGCATGAACGTAATGCTC-3′；反向引物 trnHR：5′-CGCGCATGGTGGATTCACAATC-3′。COⅠ序列扩增正向引物 HC02198：5′-TAAACTTCAGGGTGACCAAAAAATCA-3′；反向引物 LC01490：5′-GGTCAA-CAAATCATAAAGATATTGG-3′。

PCR 反应体系以 25μL 为参照，包括：1×PCR 缓冲液（不含 $MgCl_2$），2.0mmol/L $MgCl_2$，0.2mmol/L dNTPs，0.1μmol/L 引物对，模板 DNA，1.0 U *Taq* DNA 聚合酶，加灭菌双蒸水至 25μL。设置未加模板 DNA 的 PCR 反应为阴性对照。

ITS2 序列扩增程序：94℃ 5 分钟；94℃ 30 秒，56℃ 30 秒，72℃ 45 秒，35～40 个循环；72℃ 10 分钟。*psb*A-*trn*H 序列扩增程序：94℃ 5 分钟；94℃ 1 分钟，55℃ 1 分钟，72℃ 1.5 分钟，30 个循环；72℃ 7 分钟。COⅠ序列扩增程序：94℃ 1 分钟；94℃ 1 分钟，45℃1.5 分钟，72℃1.5 分钟，5 个循环；94℃ 1 分钟，50℃ 1.5 分钟，72℃ 1 分钟，35 个循环；72℃ 5 分钟。

（4）*PCR 产物检测* 采取琼脂糖凝胶电泳方法检测 PCR 产物。电泳后，PCR 产物应在相应的 DNA 条形码序列长度位置（具体见各药材项下）出现一条目的条带，阴性对照应无条带。

（5）*测序* 在紫外灯下切取目的条带所在位置的凝胶，采用琼脂糖凝胶 DNA 回收试剂盒进行纯化。使用 DNA 测序仪对目的条带进行双向测序，PCR 扩增引物作为测序引物，测序原理同 Sanger 测序法。

（6）*中药材 DNA 条形码序列获得*

①序列拼接：对双向测序峰图应用有序列拼接功能的专业软件进行序列拼接，去除引物区。

②序列质量：为确保 DNA 条形码序列的可靠性，需去除测序结果两端信号弱或重叠峰区域，序列方向应与 PCR 扩增正向引物方向一致，获得相应的 DNA 序列。

（7）*结果判定* 将获得的序列与国家药品管理部门认可的中药材 DNA 条形码标准序列比对。

**3. 注意事项**

（1）实验场所应具备分子生物学实验室的基本条件。

（2）本法暂不适用于混合物与炮制品的鉴定及硫磺熏蒸等的情况。

（3）为防止外源微生物污染，实验前须将实验用具进行高压灭菌，并用 75%乙醇擦拭药材表面。有些药材本身含有内生真菌，如果内生真菌存在于药材的外围组织，则选用内部组织进行实验。如果真菌遍布整个药材，植物类药材需选用 *psb*A-*trn*H 条形码（真菌内不含有该基因片段），不能选用 ITS2 序列。为进一步确保实验结果不被真菌污染，实验者可在 GenBank 数据库应用 BLAST 方法对所获 ITS2 序列进行检验，以确保序列鉴定准确。

（4）本法用于鉴定药材的基原物种，不能确定药用部位。

（5）必要时结合其他鉴别方法综合判断。

NOTE

（6）种内阈值的确定。同一物种的不同样品间存在一定的变异范围，即种内变异阈值。

不同物种、不同条形码序列均会影响种内变异范围。各基原物种的种内变异范围（种内遗传距离阈值）应在药材品种项下明确。

## 第三节　药用植物种质资源的分子评价

### 一、药用植物种质资源的概念和意义

#### （一）药用植物种质资源的概念

中国幅员辽阔，是世界生物多样性最丰富的国家之一，也是药用植物种质资源生物多样性较丰富的国家。目前临床常用植物药材达700多种，其中300多种以人工栽培为主，药用植物种质优劣直接影响药材质量，进而影响临床用药的安全和有效。

药用植物种质资源（germplasm resources of medicinal plant）广义上泛指一切可用于药物研究和开发的植物遗传资源，是所有药用植物物种的总和；狭义上通常指某一具体药用植物物种所有可利用的遗传材料，包括该物种的野生种、近缘种、栽培品种（类型）以及一些特殊的遗传材料（如野生或人工诱导的多倍体、单倍体、缺失或易位系等变异材料）。例如，名贵中药人参最初来源于野生人参，但由于其栽培历史悠久和长期的人工选择，形成了种类繁多的栽培类型。栽培人参群体中也存在着不同变异类型，从根的形态分有大马牙、二马牙（包括二马牙圆芦、二马牙尖嘴）等；从果实颜色分有红果、黄果、橙黄果种等；从茎的颜色又分为紫茎、绿茎、青茎种等。每一种药用植物都有其相对应的种质资源，只是丰富程度有所不同。

药用植物种质资源是国家重要的生物战略资源，也是中医药产业的源头和基础，随着我国中医药产业的迅速发展，药用植物种质资源已不再局限于传统的入药治病，而被广泛应用于饮食、保健、化妆品、绿色农药、畜禽业等人类生活的各个方面，其开发利用是很多农村经济的支柱；作为新药开发的重要来源，珍贵的药用植物种质资源也是世界各国的争夺对象。但长期的过度开发利用、生态环境恶化等导致大量药用植物种质资源灭绝。因此，药用植物种质资源的合理开发和综合利用是中医药产业可持续发展的重要保证，其对新基因发现、筛选和鉴定，新品种选育和品种改良，引种栽培和中药规范化种植顺利实施等方面具有重要意义。此外，药用植物种质资源作为一种生物资源，对保护生物多样性和维持生态平衡也有着积极的作用。

#### （二）药用植物种质资源分子评价的意义

药用植物种质资源丰富、品种复杂多样、多来源品种较多、同名异物或同物异名现象严重，因此种质资源的有效评价是对其进行合理利用和进一步开发的重要前提。一直以来，药用植物种质评价是通过分析比较植物形态学特征、农艺性状等进行评价，而植物的绝大部分表型特征是基因型与环境互相作用的结果，不同生态环境或不同生长年限对种质的表现均可能产生明显影响，因此该方法稳定性较差、周期长且工作量大、受时间与季节的限制多。同工酶、贮存蛋白分析等生化标记虽然为种质资源研究提供了新思路，但由于蛋白质多态性并不丰富，同工酶又具有较强的组织特异性，对实验材料的一致性和实验条件要求比较严格，使其应用受到限制。随着分子标记技术日臻完善，药用植物种质资源的分子评价也越来越普遍，遗传物质DNA从本质上反映了药用植物的特征，具有高度专一性和特异性，不同物种、同一物种不同

NOTE

品种均具有各自特殊的DNA指纹图谱，评价结果客观公正、可靠性高；同时，该方法对材料的要求不高，各个生育期的新鲜组织、器官、种子均可使用且用量少，因此，DNA分子标记目前被认为是最快速，也是最有效的种质资源评价手段。

药用植物种质资源分子评价主要包括种质鉴定、种质纯度检测和种质资源DNA身份证构建等方面，开展种质分子评价对于有效提高种质资源利用率和可持续发展具有重要的意义。首先，种质分子评价可以对药用植物种质来源进行快速而有效的鉴定，DNA水平分析不仅可用于种质材料的真伪鉴定，还能为发现新的药源提供依据。其次，种质纯度的分子检测是药用植物遗传改良、开发利用、知识产权保护和新品种确权的重要技术手段。传统上，种质纯度鉴定多采用幼苗形态、植物形态和种子形态等指标。与这些指标相比，DNA分子标记具有客观、准确、快速的优势。此外，构建种质分子身份证可以为药用植物新品种审定、品种确权、分子标记辅助育种提供可靠依据，DNA身份证是在DNA指纹图谱基础上发展起来的一种新的电泳图谱，可把品种特征数字化，并通过软件分析数字化特征后得出相应的字符串，这种字符串可以简单明确地区分种质间的差异，易于存档记录和分析比较。总之，利用DNA分子标记技术对药用植物种质资源进行评价，可为药用植物优良种质的筛选、优化、保存和利用注入新的活力，具有重要的意义。

## 二、药用植物种质纯度检测

### （一）药用植物种质纯度检测的含义

药用植物种质纯度指不同种质在特征特性方面典型一致的程度，包括种子纯度（seed purity）和品种纯度（variety purity）两个含义。种子纯度也称种子真实性（seed authenticity），指一批种子所属品种、种或属与文件描述是否相符。在药用植物种子生产、运输、销售过程中，常常因为自然串粉、机械混杂、人为因素等造成品种混杂或混乱，若生产上使用不符合要求的种子，将会带来巨大的损失。因此，种子纯度检测就是鉴定种子样品的真假问题。品种纯度指品种个体与个体之间在特征特性方面的典型一致程度，用本品种的种子数（或株、穗数）占检验样品数的百分率表示。在品种纯度检验时主要鉴别与本品种不同的异型株。异型株是指一个或多个性状（特征、特性）与原品种性状明显不同的植株。因此，品种纯度检验的对象可以是种子种苗、幼苗，也可以是整个植株。另外，在遗传育种工作中有时要求亲本材料必须为纯系，所以也需要对供试亲本材料进行纯度鉴定。值得注意的是，在品种纯度检验之前，应先进行种子真实性鉴定，如果种子真实性有问题，品种纯度检验就毫无意义了。

### （二）药用植物种质纯度检测的方法

种质纯度反映了品种的一致性和稳定性，种质一致性主要受品种DNA位点纯合率（又称遗传纯度）和种子生产纯度的影响，而一致性、稳定性和特异性也是新品种鉴定应具备的重要指标。因此，采用分子标记检测DNA位点不仅可以检测种质资源的稳定性和一致性，也可作为新品种审定的分子依据。

同工酶和种子储藏蛋白是基因表达加工后的产物，但在植物核DNA中有相当部分的DNA不编码任何蛋白质，且基因表达受环境条件和发育阶段的影响，所以同工酶只能反映遗传多态性很少的一部分。因此，利用DNA多态性检测生物多样性，更加直接、准确和可靠。目前用作种质纯度检测的DNA分子标记主要有SSR、SNP、RFLP、RAPD、AFLP、ISSR、SRAP等，

NOTE

其克服了种质纯度形态鉴定、同工酶及种子蛋白质电泳鉴定中的许多难题，现将几种常用的种质纯度检测方法作一介绍。

**1. SSR 分子标记的应用**　SSR（simple sequence repeat）又称微卫星，是指以 2~6 个核苷酸为基本单位的串联重复序列组成的 DNA 片段，它们的长度大多为 100~200 个碱基对，广泛存在于真核生物基因组中，且不同植物中微卫星重复单位的碱基组成及拷贝数也不相同，具有高度多态性。SSR 分子标记是 1989 年由 Tautz 等创立的，通过 PCR 扩增出 DNA 序列，再以琼脂糖凝胶或聚丙烯酰胺电泳技术获得多态性的分子标记。由于 SSR 侧翼序列的突变不会影响多态性，而大多数 SSR 的 PCR 产物长度变化可能取决于 SSR 序列的高度突变率，所以进行 SSR 检测时，需根据 SSR 序列两端保守的单拷贝序列设计特异引物，再通过 PCR 扩增、电泳，得知不同个体在某个 SSR 座位上的多态性，根据分离片段的大小确定品种的基因型及基因频率，最后可以通过检测样品是否具有某品种的特有片段来有效鉴定其正伪及纯度。因此，SSR 的引物开发与设计非常关键，常用的方法主要有富集步骤法（如文库筛选、选择杂交、选择扩增、序列标签文库等），以及生物信息学方法。在 Molecular Ecology Primer Notes（http://tomato. bio. Trinity. edu/MENotes/action. lasso）中有专门的 SSR 引物数据库及其研究进展，以便于研究者查询和交流。SSR 标记因其具有分布广泛、共显性遗传、多态性位点多、信息含量丰富、物种间转移性好、易于检测和可重复性好的特点，已被广泛应用于品种纯度和种子真实性鉴定。例如，利用 3 对 SSR 引物对同一居群 300 株晶帽石斛组培苗进行纯度检测，结果检测出 298 个单株的带型完全相同，为同一种质，品种纯度为 99. 3%。利用 4 对 SSR 引物对来自福建的某种质的 500 株组培苗进行纯度检测，可以确定在 500 株中有 497 株是同一种质品种，品种纯度为 99. 4%。由此可见，SSR 分子标记不仅满足了种质纯度鉴定简便、快速、准确的要求，而且大大降低了检测成本，为药用植物种质纯度检测提供了简便可靠的检测方法。

**2. SNP 分子标记的应用**　SNP 技术已被国际种子检验协会（ISTA）、国际植物新品种保护联盟（UPOV）、国际种子联盟（ISF）等国际组织推荐为品种身份鉴定的辅助方法。随着高通量测序技术的发展，大量 SNP 数据提交至相关数据库，其优势日益凸显，表现为分布密度高，基因组上分布最广泛、存在数量最多的一种多态性类型，且标记密度比 SSR 更高；与功能基因的关联度高，更容易开发到性状相关的 SNP 功能标记；遗传稳定性强，突变率低，一般仅为 $10^{-9}$，具有极高的遗传稳定性；检测通量高，易实现自动化分析，SNP 标记一般只有两种等位基因型，数据统计简单，且不依赖大型仪器，容易实现不同来源数据的整合和标准化。SNP 标记可通过多种技术进行检测，如基于构象改变的 SSCP、DGGE、DHPLC，基于杂交的 TaqMan、microarray 等，以及基于引物延伸的焦磷酸测序法等。以上种种优势，使其成为目前应用前景最广的种质纯度检测和品种鉴定方法。尽管方法众多，但由于存在开发通量低、费用高等问题，限制了 SNP 标记在非模式生物中的利用。

近年来，高分辨率熔解曲线（high resolution melting，HRM）被证明是一种通量大、效率高的 SNP 检测技术，其原理是基于不同等位形式对退火温度 $T_m$ 的影响，通过熔解曲线的变化反映核酸差异，从而确定基因型。另外，可应用非标记探针进行 HRM 检测，从而大幅降低 SNP 标记开发成本。利用高分辨率熔解曲线方法对 21 份化橘红及 3 份近缘种质蜜柚和黄皮的 25 个单核苷酸多态性位点进行了基因分型，共呈现出 11 种基因型，其中化橘红基因型 9 种，因此判断化橘红种质资源存在同名异物和同物异名现象，可能存在更多的品系，而不止是当前认为的“正毛”“密叶正毛”“副毛”“光青”“假西洋”和“黄龙”6个品系，为化橘红新品种的选育提供了良好的依据。

**3. DNA指纹图谱数据库** DNA指纹图谱数据库是指利用DNA指纹图谱多态性丰富且具有高度个体特异性和环境稳定性的特点，将条码式的谱带图谱进行整合，构建出可通过计算机进行管理的数据库。DNA指纹图谱数据库中的数据具有标准化、自动化和数字化的特点，易于分享和传播，不仅在中药材种质及品种鉴定、种子质量和新品种保护上发挥着重要作用，也应用于种质资源亲缘关系鉴定、品种审定、杂优类群划分、遗传育种和遗传作图等方面。

国际植物新品种保护联盟在BMT分子测试指南中，已将构建DNA指纹图谱数据库的方法确定为SSR和SNP标记。在我国，由国家标准化管理委员会批准的国家标准《农作物种子检验规程真实性和品种纯度鉴定》（GB/T3543.5-1995）第1号修改单，规定品种真实性或身份鉴定允许采用DNA分子检测方法，这为快速准确打击品种假冒侵权违法行为提供了有力依据。建立药用植物DNA指纹数据库应充分考虑药用植物种质混杂、同名异物或同物异名现象突出的现状，将分子鉴定与传统形态鉴定法、生理生化鉴定法和田间小区种植鉴定法等相结合，使检测结果更加准确可靠。

### （三）药用植物种质纯度检测的意义

药用植物种质纯度是保证良种遗传特性充分发挥的前提，也是中药材种子种苗质量的重要指标之一，品种纯度的高低和种子种苗的真假直接影响中药材的产量和品质，因此，药用植物种质资源的有效鉴别是遗传资源高效利用的重要前提，药用植物品种和种子种苗的准确鉴定则是进行中药材安全生产的重要保证，具有重要意义。

**1. 种质纯度检测是保证品种优良遗传特性得以充分发挥的前提** 作为种源的药材种子、种苗，其质量的优劣对药材的产量、质量和用药安全起决定性作用。当前市场上中药材种子种苗来源信息、产地来源、品种、采收时间等都不明确，有的一批种子中混含好几个地区的种子，以非道地充道地品种、以次充好、以假乱真等现象严重，严重影响了种质的纯度，如有的将石蒜、水仙的鳞茎作为西红花的种茎出售，有的将马齿苋科植物栌兰的种子作为人参种子出售等。研究表明，种子纯度每降低1%，玉米、水稻等农作物的产量就会下降约1%，油菜、棉花等也会有不同程度的减产。除了产量会受影响外，种质混乱对中药材有效成分甚至毒性成分也影响很大，因此建立中药材种子种苗真实性和品种纯度鉴定方法将成为中药材种子种苗质量检验技术和标准研究的重中之重。

**2. 种质纯度检测是正确评定种子种苗等级、贯彻优种优价政策的主要依据** 种子种苗是中药材生产的基础材料，其质量直接影响药材质量及经济效益。目前，大多数中药材的种子种苗生产还处于药农自繁自售的形式，很难对市售种子种苗质量进行有效控制和评价，造成种子质量良莠不齐、苗栽质量差异大、种子种苗生产标准化程度低等难题，严重影响规范化生产成效。因此，正确评定种子种苗等级是规范和控制种子种苗质量和中药材规范化生产中不可缺少的重要环节。由于中药材种子种苗涉及种属多，不同种属植物在其亲缘性、品种、品质等方面差别较大，容易混入外观形态相近或相似的种子从而影响药材生产的源头，所以种质纯度检测是保证药材质量品质的基础环节，也是正确评定种子种苗等级、贯彻优种优价政策的主要依据。

NOTE

**3. 种质纯度检测是防止品种混杂退化，提高种子质量的必要手段**　品种混杂、品种纯度降低，会明显降低中药材产量和品质。种子纯度降低越多，影响产量和品质的幅度也越大。在生产实践中，由于忽视种子真实性和品种纯度的鉴定，往往给农业生产造成不可弥补的损失。因此，品种真实性和品种纯度检验在种子生产、加工、贮藏及经营贸易中具有重要意义和应用价值。

## 三、药用植物种质资源的 DNA 身份证

### （一）药用植物种质 DNA 身份证的概念

DNA 身份证也叫做分子身份证（molecular identity），是一种在 DNA 指纹图谱（DNA finger print）基础上发展起来的，既能够鉴别生物个体之间的差异，又能对生物个体的特征进行鉴定的数字化 DNA 图谱。1984 年，英国莱斯特大学遗传学家亚历克·杰弗里斯发明了 DNA 指纹技术，并指出虽然人与人之间的 DNA 差异不大，但在 DNA 序列的某些区域，存在一些会重复的序列，而每个人重复的次数是不同的。他用肌红蛋白基因第一个内含子中的串联重复序列（重复单位长 33bp）作探针，从人的基因文库中筛选出 8 个含有串联重复序列（小卫星）的重组克隆。经序列分析，发现每个克隆都含有一个长 0.2～2.0kb、由重复单位重复 3～29 次组成的小卫星 DNA。尽管这 8 个小卫星的重复单位的长度（16～64bp）和序列不完全相同，但都含有一段相同的核心序列，其碱基顺序为 GGGCAGGAA。接着他又用 16bp 的重复单位（主要为核心序列）重复 29 次制成小卫星 33.15 做探针，与人基因组酶切片段进行 Southern 杂交，在低严谨条件下杂交产生由 10 多条带组成的杂交图谱，不同个体杂交图谱上带的位置千差万别。随后他们用另外一个小卫星探针 33.6 进行测试，获得了类似的图谱。这种杂交图谱就像人的指纹一样因人而异，因而称之为 DNA 指纹图谱，又名遗传指纹图谱（genetic finger print），产生 DNA 指纹图谱的过程就叫做 DNA 指纹分析（DNA finger printing）。

30 年来，这项最先用于获得人类个体特异性的“DNA 指纹”，即现在由此发展而来的“DNA 身份证”基因识别技术，已被广泛应用在法医学、医学、畜牧业、农业等多个生物领域，而用于鉴别药用植物种质资源或品种品系的 DNA 指纹，可称作药用植物种质 DNA 身份证，即采用分子标记的多态性检测手段，获取不同引物组合等位基因编码并将其标识和图形化，从而区分或鉴定药用植物种质资源的基因识别技术。指纹图谱与 DNA 身份证虽然功能相同，但却是两个不同的概念，前者指能够鉴别生物个体之间差异的电泳图谱，其鉴定品种的基础在于对比电泳图谱中的差异来区分品种，但由于指纹图谱存在谱带较多、人工比对判读费时费力和统计分析较繁琐复杂等问题，限制了其在大规模品种鉴定中的使用；后者指在得到电泳图谱的基础上，通过运用不同的编码方式对电泳图谱进行数字化处理后得到字符串形式的结果，相对于指纹图谱，分子身份证能够简单明了地区分品种间的差异。由于分子身份证是指纹图谱数字化后的结果，这样就可以通过计算机对各品种的分子身份证自动比对，使品种的比对更加高效、方便和准确，从而克服了指纹图谱需人工比对带来的繁琐、低效等问题，可以在大规模品种比对中广泛使用。

### （二）药用植物种质DNA身份证的构建方法

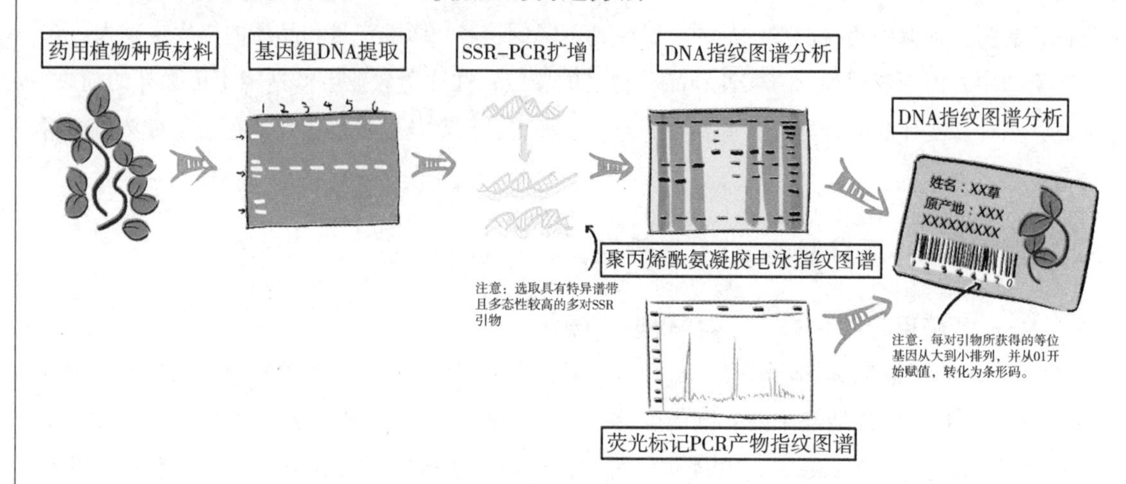


**图3-8　利用SSR分子标记药构建用植物种质DNA身份证**

**1. SSR分子标记**　利用SSR标记结合相关数量遗传分析手段，可以进行药用植物种质DNA身份证的构建。例如，使用根据SSR位点设计的20对引物可以区分96份百合种质资源，将这些SSR引物的扩增结果编码为数字信息，即构建了百合DNA身份证。利用7对SSR引物可同时区分不同产地的58份金银花种质，构建了金银花DNA身份证。

SSR分子标记将物种基因组中进化速率较快的多个微卫星位点组合，形成具有个体特异性的DNA多态性，将SSR位点上的条带按一定规则转化成类似人类指纹的图谱就称之为SSR指纹图谱，将DNA条带转换成类似于人身份证号码的数字代码的过程就是各种质或品种的DNA身份证构建过程（图3-8），其对个体识别能力足以与人类指纹相媲美。构建DNA身份证的编码方法主要有以下3类：①根据SSR指纹图谱，以1和0分别代表某个等位基因位点扩增DNA条带的有无，将SSR图谱转换为由1和0组成的字符串，或在此基础上将二进制转化成十进制进行编码；②将每对引物扩增的条带按从小到大排列，依次编码；有两个等位基因时取其中碱基数较少的一个赋值；③将获得一系列带型用数字进行编码，按照固定引物顺序，串联各带型编码，形成一组数据。总之，选取DNA身份证的编码方法时，应根据研究对象的特点，秉着统计方便、书写简洁的原则进行。针对SSR标记多态性丰富的物种，可以采取第二种编码方法进行编码；针对SSR标记多态性不好或者引物不足的物种，为了充分利用带型的多态性可以采用其他两种编码方式进行编码。

**2. SNP分子标记**　目前已开发不同SNP检测平台，还研发了可供商业化使用的玉米、水稻、小麦、棉花、大豆等作物SNP位点芯片，为品种DNA身份鉴定提供了必要的技术手段。2015年，农业部办公厅印发《农作物品种DNA身份鉴定体系构建实施方案》，正式将SNP技术作为全国统一的品种DNA身份鉴定检测技术，根据不同植物基因组测序的进展情况，按照先易后难的原则分期推进。

利用SNP技术构建DNA身份证时，筛选SNP位点非常重要，需要注意以下几个原则：进行品种身份鉴定时，主要考虑品种间区分能力，应筛选高分辨率的位点组合；进行种质资源评价时，主要考虑鉴定有无未曾报道的新功能基因，应筛选突出位点或覆盖具有代表性突出位点的组合；育种材料确权时，主要考虑是否涉及已申请的品种保护权、育种专利（功能基因、转化体），依据遗传物理距离位点筛选组合。最后，通过筛选检测位点，按照药材确定不同SNP

位点，建立种质或品种DNA信息数据库，构建种质或品种的查询平台。

**3. 其他分子标记（AFLP、ISSR等）的应用**　虽然SSR分子标记是目前构建药用植物DNA身份证的最常用方法，SNP技术是未来的发展趋势，但AFLP、ISSR、RFLP、RAPD、SRAP等分子标记也因其有各自的优势被用于DNA身份证的构建。例如，利用SRAP标记构建了86份芥菜种质资源的DNA指纹图谱，获得了所有芥菜种质资源的“分子身份证”；采用3对AFLP引物组合104条谱带构建的15份河八王种质分子身份证具有唯一性，可有效鉴定河八王种质；通过ISSR分子标记方法构建了16个核桃品种的分子身份证，为核桃品种鉴定和品种权保护提供了依据。

### （三）药用植物种质DNA身份证的意义及发展趋势

DNA指纹鉴定技术，也就是“DNA身份证”已在植物品种真实性、一致性和稳定性鉴定方面得到较好的推广应用。它揭示遗传物质本身的变异，不受外界环境和人为因素等影响，还可实现实时鉴定。国际植物新品种保护联盟于2005年确定植物品种分子测试结果作为品种鉴定的辅助手段。2007~2014年，我国农业部已颁布了小麦（NY/T 2470-2013）、玉米（NY/T 1432-2014）、水稻（NY/T 1433-2014）、大豆（NY/T 2595-2014）、西瓜（NY/T 2472-2013）、百合（NY/T 2477-2013）和苹果（NY/T 2478-2013）等15种作物DNA的指纹鉴定技术行业标准，这些标准规定了DNA分析技术的技术指标和操作流程，确保了试验结果的稳定性、一致性和重复性。

虽然“DNA身份证”已被广泛应用于农作物和果蔬的种质研究中，但在中药材领域还处于刚刚起步的阶段，而药用植物目前也面临着种质混杂、基原混乱、新品种繁育技术落后等很多问题，因此，药用植物种质DNA身份证的构建更加迫切。但是单纯的DNA身份证是较为片面的，并不能完全代表一个品种的所有信息，需要结合农艺性状、化学特征进行综合分析。种质资源DNA身份证可作为种质创新和品种选育的重要参考信息，这对药用植物的利用和保护，以及功能基因的开发具有重要的意义。

# 第四节　中药分子鉴定研究进展

## 一、分子鉴定的新方法

### （一）环介导等温扩增技术

**1. 简介**　环介导等温扩增技术（loop-mediated isothermal amplification，LAMP）是Notomi等人在2000年提出的一种扩增新技术。LAMP法针对靶基因上的6个区域设计4条引物，利用链置换型DNA聚合酶在恒温条件（60~68℃）下进行指数级扩增，在扩增反应中产生茎环结构引发下一轮引物与模板的结合，在15~60分钟内实现$10^9$~$10^{10}$数量级的扩增。LAMP具有良好的序列特异性，在中药鉴定中应用潜力巨大。

**2. 优缺点**　LAMP技术是一种快速、高效、特异、灵敏、经济的基因扩增方法。与PCR相比，不需要模板的热变性、温度循环、电泳及紫外观察等过程。该技术在灵敏度、特异性和检测范围等指标上能媲美甚至优于PCR技术，且不依赖任何专门的仪器设备，可实现现场高

NOTE

通量快速检测，检测成本远低于荧光定量 PCR。由于 LAMP 技术是一种恒温扩增技术，只需要恒温加热槽即可满足实验要求，扩增产物浓度高，加入染料后在紫外或可见光波段下，用肉眼即可通过颜色变化判定扩增产物的有无，非常有利于中药快速鉴别或现场鉴别。

LAMP 检测法鉴别标记来源广泛，PCR 鉴别方法中涉及的正伪品鉴别位点均可用于 LAMP 鉴别引物的开发。对于正伪品间存在的大片段或多位点差异，LAMP 技术具有较好的优越性，但对于单核苷酸位点，LAMP 引物设计具有一定难度。LAMP 技术对实验条件要求严格，需要良好的控温措施，尤其针对近缘物种的鉴别，需要非常严谨的实验条件。LAMP 技术对引物的 GC 含量、$T_m$值、引物位置及扩增产物 GC 含量均有很高要求。由于 LAMP 法使用 4 条引物识别 6 个区域，2 个内引物一般在 40~50bp，易形成引物二聚体，产生假阴性或假阳性结果。由于中药及其伪品多为近缘物种，使用 LAMP 进行鉴别应根据中药分子鉴定的使用原则进行充分采样验证。

**3. 应用情况** 利用不同来源的 DNA 标记，使用 LAMP 法现已对人参、姜黄、长春花等药材进行了真伪鉴别研究。用于 LAMP 鉴别的 DNA 标记来源广泛，包括：①从通用序列上寻找 LAMP 鉴别位点，如通过 18S 及 ITS 序列寻找鉴别位点，然后设计 LAMP 引物，用于鉴别人参、姜黄等药材；②利用 RAPD、AFLP 等标记开发 LAMP 标记，如使用 RAPD 扩增长春花及其伪品，获得两个 610bp 的长春花特有片段，通过克隆测序获得序列信息并设计 LAMP 引物，鉴别长春花及其伪品；③利用功能基因鉴别位点开发 LAMP 标记，如通过分析冬虫夏草及其常见伪品的丝氨酸蛋白酶核酸序列，获得鉴别标记，进而开发 LAMP 标记，用于鉴别冬虫夏草、亚香棒虫草、古尼虫草等常见虫草伪品。

### （二）免疫检测技术

**1. 简介** 免疫检测技术是以一种或多种抗体作为分析试剂，对药材中的蛋白质或小分子物质进行定量或定性分析的检测方法。近年来，通过制备中药活性小分子化合物的单克隆抗体，结合酶联免疫吸附法（ELISA）、凝集实验、胶体金实验等，建立了简单、灵敏、快速、稳定可靠的免疫分析技术，用于中药活性或毒性小分子物质的定性定量分析。

**2. 优缺点** 中药活性和毒性成分的检测是中药质量控制的关键环节，常用的检测手段主要是以仪器分析方法为主，但这些方法对仪器的要求较高、维护费用昂贵、结果分析专业性强，且需要的样品量大，很难在短时间内进行样品的大规模批量检测。

酶联免疫分析法具有灵敏、准确、前处理简单、适合大通量快速筛选等优点。该测定法的灵敏度来自作为报告基团的酶。酶是一种有机催化剂，很少量的酶即可诱导大量催化反应，产生可供观察的显色现象，因此该体系常被称为酶放大体系。ELISA 实现了在细胞或亚细胞水平上示踪抗原或抗体的所在部位，或在微克、甚至纳克水平上对其进行定量。特异性来自抗体或抗原的选择性上，抗原抗体的结合实质上只发生在抗原的抗原决定簇与抗体的抗原结合位点之间，由于两者在化学结构和空间构型上呈互补关系，所以抗原抗体反应具有高度的特异性。

**3. 应用情况** 将中药活性成分作为半抗原，已建立活性成分免疫检测方法并已经成功运用于中药马兜铃酸、青蒿素、甘草酸、人参皂苷、乌头碱、羟基红花黄色素 A、大黄素等成分的快速检测。

天花粉蛋白已广泛应用于治疗早期和中期妊娠引产、宫外孕、葡萄胎及艾滋病等疾病。天花粉中次生代谢物含量低，用理化方法进行定量鉴别难度很大。天花粉蛋白是天花粉药材特有

NOTE

的蛋白质，利用竞争酶联免疫吸附试验（EUSA）测定天花粉蛋白含量，通过测定不同产地的天花粉药材鲜品、不同来源的天花粉饮片及几种主要伪品，发现正品与伪品之间差异非常显著，并且贮存年限对含量的检测影响不大。该方法非常灵敏准确、没有交叉反应，特异性高，为天花粉药材真伪鉴别及质量控制研究提供了新思路和新方法。

马兜铃酸类化合物是马兜铃科马兜铃属植物特有的一类硝基菲类化合物，包括马兜铃酸A、B、C和D等。近年来，马兜铃酸的肾毒性已引起广泛关注，各国纷纷对含马兜铃酸的中药采取管制及限制措施。常选择马兜铃酸A为指标性成分进行限量检查。马兜铃酸A的检测方法主要有薄层色谱法、紫外分光光度法、高效液相色谱法及酶联免疫分析法等。薄层色谱法和紫外分光光度法灵敏度较低，高效液相色谱法（HPLC）灵敏度较高、测定准确，是目前测定马兜铃酸最常用的方法，但仪器设备昂贵，对实验人员专业技能要求高。酶联免疫分析法具有灵敏、准确、前处理简单、适合大通量等优点。利用活化酯法将马兜铃酸A分别与牛血清蛋白BSA和卵清蛋白OVA偶联，得到免疫抗原马兜铃酸A-BSA和包被抗原马兜铃酸A-OVA。利用马兜铃酸A-BSA免疫BM b/c小鼠，制得鼠单克隆抗体，建立基于抗马兜铃酸A单克隆抗体的间接竞争酶联免疫分析方法，用于测定中药材和中成药中马兜铃酸A的含量。

### （三）基因芯片技术

**1. 简介**　基因芯片（gene chips）又称DNA芯片或生物芯片，自诞生以来在医学科学领域中的应用已取得了巨大的突破，为实现高通量、大规模中药真伪鉴别及质量控制方法的研究带来了契机。基因芯片是将大量已知序列的DNA片段固定在硅片、玻片、尼龙膜等支持物上，这些DNA片段称为探针；用被荧光/化学发光等标记的样品与探针进行杂交，通过检测杂交信号的强度和分布，获得样品中靶分子的数量和序列信息。该方法具有一定的特异性，而且荧光信号的强度还与样品中靶分子含量呈一定的线性关系。

利用基因芯片进行中药材鉴别的前提条件是已获取不同的中药样本的特异性基因序列，即基因分型；再以这段特异性的碱基序列作为探针，用原位合成法或合成点样法将探针固定到支持物上，将经过DNA提取、核酸扩增和标记的药材样品与芯片进行杂交，最后用激光共聚焦显微扫描技术等手段对杂交结果进行检测以确定药材真伪。

**2. 优缺点**　基因芯片技术具有快速、高效、自动化等优点。与传统的检测方法相比，它可以在一张芯片上，同时对多个样本进行多种检测。

采用基因芯片技术可实现利用少量药材获得较为全面的遗传信息而进行中药鉴定，但该技术也存在一些缺陷：①基因芯片的特异性有待进一步提高；②样品制备和标记仍需要优化；③信号检测的灵敏度有待于加强；④集成化样品制备、基因扩增、核酸标记及检测仪器的研制和开发能力需要提高。

**3. 应用情况**　利用基因芯片技术，依据半夏及其伪品虎掌的18S rRNA基因序列上游第960bp核苷酸碱基突变位点设计合成一个荧光标记单链PCR探针，以尼龙滤膜作为固态载体，与待测样品PCR产物进行差示杂交，用直接荧光扫描检测方法鉴定72份商品半夏和虎掌药材获得成功。通过将针对不同贝母种属26S rRNA基因多态性片段特异性寡核苷探针点制于经多聚赖氨酸处理包被的芯片，使用通用引物获得不同种属贝母的PCR产物，并与芯片进行杂交，不同贝母即可通过在不同位置分型实现贝母种属鉴别。根据16种石斛ITS序列差异，用DNA芯片方法可检测5种石斛来源药材，为高通量检测药材真伪提供了一个分子途径。

## 二、药材年限分子鉴定

大多数中药材原植物为多年生，其有效成分积累随时间变化呈现一定的规律性。中药材的质量因生长年限不同，有效成分会有差异，其功效也有区别。例如，生长 4 年以上的黄芩宿根称“枯芩”，善清上焦肺火，主治肺热咳嗽痰黄；生长 2~3 年的黄芩称“子芩”，善泻大肠湿热，主治湿热泻痢腹痛。故临床用药上常对中药材的生长年限做出规定，传统认为人参、黄连等部分根及根茎类生药须生长 5 年以上才能采收，桔梗等需生长 3 年以上才能采收，厚朴等需生长 15 年以上才能采收使用。目前对中药材生长年限鉴定的主要方法仍是传统性状鉴定，如人参通过芦头形状和芦碗数目来判断年限，依赖于经验，难以实现鉴定的定量化、标准化。

分子鉴定有望成为生药年限鉴定的有力工具，目前对植物生长年限进行分子检测分析的手段有端粒长度测量和甲基化检测两种方法。端粒是真核生物染色体末端的特殊结构，由一段串联重复的非编码序列及其相关特异结合蛋白组成。端粒学说由 Olovnikov 提出，该学说认为在细胞分裂的过程中，端粒起缓冲作用，但是当端粒缩短到一定程度就会失去缓冲作用，从而导致细胞衰老。端粒长度随着发育进程可能会缩短，根据端粒的长度可以推测细胞的分裂次数，预测细胞的分裂能力与年龄。在细胞分子水平上，染色体末端端粒的损耗是衰老的重要机制，端粒丢失最终可造成细胞衰老直至凋亡。多年生植物的分生细胞分裂可能经过数千年，如果端粒维持受损，那么足以导致端粒 DNA 复制减少。此外，环境压力和生理老化也可能导致端粒 DNA 复制减少。植物细胞如果遇到持续性的细胞压力，如端粒功能障碍，将使得分生组织细胞功能抑制。细胞复制可能导致体细胞突变和染色体畸变的累积，最终危及分生组织的增长和完整性。体细胞的分裂次数与端粒长度缩短存在密切的相关性，因此端粒长度可以在一定程度上反映生物个体的年龄水平，故端粒有 DNA“年轮”和“分子钟”之称。在多年生植物中，关于端粒动力学与年龄相关性的报道有限。虽然相关研究表明，在一些树木中端粒长度与寿命呈现正相关性，但在寿命极长的刺果松端粒长度却没有年龄依赖性的下降。而事实上，刺果松根样品中的端粒长度随着年龄增大略有增加，这个数据正说明了刺果松的根尖分生组织没有随着年龄的增大而降低。在另一些长寿命的多年生植物的生长过程中，端粒的平均长度也可以维持不变。然而植物端粒长度影响因素复杂，调控形式多样。在分生组织中，端粒维持和 DNA 修复机制的效率怎么样？它们的活性与其生理和环境因子是否有关？除端粒长度外，DNA 甲基化也是生药年限分子鉴定的候选标记。

### （一）人参药材年限分子鉴定研究

研究者使用端粒酶切长度分析（telomere restriction fragment，TRF）对抚松大马牙人参、集安大马牙人参和宽甸石柱人参端粒长度进行了分析，通过不同部位端粒酶活性比较，确定芦下 1cm 与人参细胞分裂关系最大，可作为人参年限鉴别的取样部位；通过 TRF 分析结果，发现端粒长度随生长年限变化的规律，建立对应的数学模型以及不同生长年限人参端粒长度鉴别方法；通过取集安 5 年生人参样品测定 TRF 长度，代入所建立的人参年限与 TRF 值的拟合数学模型公式，得出年龄为 5. 15 年，与实际结果相符，从而提出了“植物骨龄”的概念。

使用反向高效液相色谱，对不同年限人参的 DNA 甲基化水平进行研究，通过比较 5 年栽培人参、8 年和 12 年移山参 DNA 甲基化水平发现，8 年移山参 DNA 甲基化水平显著高于 12 年

NOTE

移山参和5年栽培人参，表明随着衰老程度增加，DNA甲基化水平降低，且栽培人参衰老程度快于移山参。目前对不同年限中药材DNA甲基化的研究非常少，解决多年生中药材年限鉴定问题，将理论研究转化为实际应用工具还需要开展更多深入的工作。

### （二）其他药材年限分子鉴定研究

使用qPCR测定不同年限赤芍的端粒相对长度，表明其长度随生长年限延长而变短，说明通过简单的定量PCR方式即可测定赤芍年限，为赤芍年限分子鉴定的应用奠定了基础。

利用TRF对1年、7年、70年、700年的银杏树端粒长度进行分析，发现银杏叶、树枝、孢子端粒长度等均随年龄延长而变长。对1~3500年刺果松端粒长度研究发现，2000年以上老松树松针的端粒长度比约1200年的成熟树端粒长度长，但比幼嫩松树端粒长度短，在整个发育过程中端粒长度呈周期性变化，表明不同物种端粒长度随年限的变化形式多样。

用TRF鉴定生药生长年限，随不同物种而异，需要建立符合各物特点的模型。

## 三、野生与家种（养）药材分子鉴定

人类最初用于防治疾病的中草药来源于野生动植物，随着社会的发展、生产力水平的提高及药用资源需求量的扩大，野生资源已很难满足市场和临床用药的需求。为此，我国大力发展药用动植物人工栽培和饲养，生产了大量的优质药材。目前，我国家种的大宗药用植物已达150多种，种植面积44多万亩，如人参、五味子、防风、龙胆、柴胡、甘草、辽细辛、半夏、山茱萸、何首乌、天麻等；引种国外药用植物30余种，主要有颠茄、丁香、毛花洋地黄、安息香、大风子等，很大程度上缓解了中药资源紧张的局面。

由于遗传和生态两个因素长期、复杂的相互作用，中药材基原物种往往不是均一不变的群体类型，而是由多个在地理、形态和化学等方面具有稳定差异的生态型（ecotype）、地理变种（geographical variety）或栽培变种和变型等组成，其中也包括大量的家种（养）品种。这也形成了一个值得关注的问题，那就是人工栽培或养殖的药用动植物形成的药材商品与其野生来源的药材究竟有无差异。这不仅直接影响临床疗效，而且也是一个关系到中医药事业是否可持续发展的关键问题。从古到今，人们都很关注生态环境的改变以及人们生产活动对生药品质及其遗传特征的影响。近年来，由于学科之间的不断交叉渗透，大量农学和园艺学关于栽培品种起源的研究方法也逐渐引入药用动植物的研究中来。特别是DNA分子标记技术对栽培品与野生品进行了遗传多样性比较、亲缘关系分析的探索，通过构建DNA多态性图谱，将许多重要单基因或多基因定位在这些谱图上，对了解中药栽培起源和质量变异机理具有重要意义。

### （一）野生与家种（养）药材遗传关系研究

与农作物相比，药用植物的栽培历史较短，处于栽培驯化初期，受到的人工选择压力较小，造成药用植物栽培性状不典型，野生和栽培类型难以分辨。已栽培的药用植物种类多，但单种的栽培面积小，生物学特性各异，且往往采取半野生方法进行栽培，使得野生与栽培类型之间存在较强的基因交流。农作物的栽培驯化起源于10 000年以前的新石器时代，目前已进入栽培驯化后期，只能对其驯化初期发生的人为引起遗传变异事件进行推测。药用植物的栽培驯化历史不超过2600年，而且大多数发生在近几十年，正处于人类干预而引起植物进化历程发生改变的过程中，因此药用植物栽培起源研究对了解栽培驯化初期人为引起种内遗传多样性和遗传结构改变过程具有特殊价值。

NOTE

黄芩是唇形科植物黄芩 *Scutellaria baicalensis* Georgi 的干燥根，始载于《神农本草经》，列为中品，是我国中医临床常用的大宗药材之一。黄芩在我国分布于秦岭以北，分布范围广，适应性强，生境多样，在 1987 年 10 月 30 日国家中医药管理局颁布的《国家重点保护野生药材物种名录》中被列为Ⅲ级保护药材，目前黄芩在一些主产区有一定规模性栽培，其他分布区也有零星种植。一方面，野生黄芩具有着较高水平的 cpDNA 多样性（$h_T=0.888$），且显著高于用不同分子标记测定的 170 种植物的平均 cpDNA 多样性（$h_T=0.67$）。另一方面，单倍型在野生居群中得到分布与栽培居群中相比具有明显的地理结构差异，表现为野生居群的单倍型 HapG 主要集中在黄芩分布区的中心地带，而 HapG 分布于跨越整个分布区的栽培居群。

#### （二） 野生与家种（养）药材分子鉴定研究

有一种观点认为野生药材比家种（养）药材品质量更好，由于经济利益的驱使，以家种（养）药材冒充野生药材的现象时有发生，给临床使用及商品流通造成混乱。在野生药材和家种（养）药材鉴定方面，分子鉴定具有一定的优势。

人参的野生品称为“野山参”，属于珍稀中药材，价格昂贵，资源较少。野山参与栽培人参（园参）同属一个种，就目前已知的化学成分方面大致相同，多年来主要依靠富有经验的老药工、老专家凭借外观性状特点进行甄别。采用 RAPD 标记法对 7 个产地野山参和 1 个产地园参样品进行分析，野山参用 14 个 10bp 引物共检测出 111 个位点，其中多态位点 76 个，占 67%，远大于园参居群内的遗传变异。聚类分析表明，野山参与园参间的遗传变异小于其与西洋参之间的遗传变异。采用 DALP 分子标记技术分析野山参和栽培人参的 DNA 差异，结果显示野山参的遗传多样性远高于栽培人参，野山参与栽培人参的图谱存在差异，且各自存在一条特异性条带，证明 DALP 分子标记技术可以用作鉴别野山参和栽培人参的依据。

### 四、分子鉴定的现场运用

#### （一） 中药材分子鉴别现场运用的意义和需求

中药鉴定主要应用于中药材的实际生产与贸易交流环节，发展可在产地、药市、药房等场所进行的现场鉴别技术具有十分重要的意义。

**1. 分子鉴别现场运用是常规检测手段的延伸** 对中药材正伪品的检测通常采用眼看、手摸、嘴尝、鼻闻等方法，正确的辨别药材正伪品需要较高的专业技能和长时间经验积累。目前能够熟练掌握这一技能的人才缺乏，其面对种类繁多的中药材，鉴定人员主观判断差异也影响鉴定的结果。现场运用分子鉴别可以在短时间内实现对药材正伪品的检测，且不受药材外观形态、个体大小和完整性的影响，有利于提高中药材质量监管的科学性和管理效力。

**2. 高通量检测是分子鉴别现场运用的重要优势** 在药材抽检的过程中，按照中药材、中药饮片抽验工作程序，样品数量巨大。发展高通量检测技术是缩短检测时间、减少工作量、节约检测成本的重要发展方向。

**3. 仪器设备简单、成本低廉将有利于分子鉴别现场运用的推广** 近年来，许多学者利用生物技术对中药鉴定方法进行了广泛研究，并取得了丰富的成果。然而大多数鉴定方法目前仅止于实验室阶段，由于其操作繁琐、检测需要大型仪器、耗时长、成本高，难以实现在产地、药市、药房等进行现场鉴别，极大限制了分子鉴别技术的使用范围和推广程度。

NOTE

在日常监督工作中对于廉价药材的检测或者对技术较复杂、操作过程繁琐的检测指标进行大批量样品筛检时，往往面临时间和经费的双重困难。利用现场分子鉴别系统可以有效解决这一问题。

**4. 在有毒中药、珍稀濒危药材、贵重药材鉴别方面具有广阔的发展潜力**　在现场分子鉴别系统中，对药材的需求量极少，仅需 0.1g 药材就可以进行鉴别反应。对于一些价格昂贵或珍稀濒危药材，具有更广阔的发展潜力。

**5. 中药材快速检测工作模式**　将快速检测车及现场快速检测仪器作为平台，现场采集的样本可以通过快速检测仪器获得结果，如需进一步确证，则将样品送回实验室获得检测结果。

### （二）中药材分子快速 PCR 鉴定体系

快速 PCR 鉴定（rapid PCR authentication）是一种通过调整 PCR 反应程序和反应体系缩减 PCR 反应时间，结合快速 DNA 提取和快速 PCR 产物检测技术，达到在短时间内对中药真伪进行鉴别的方法。相对于常规 PCR 鉴别方式需要 4~8 小时的鉴定周期，使用快速 PCR 鉴别能在 30 分钟左右获得鉴定结果。该技术目前已用于人参、三七、金银花、太子参、哈蟆油、鹿茸、蛤蚧等中药材的鉴定和标准研究。中药材 DNA 分子鉴定过程一般包括 DNA 提取、目的核酸或目的信号的扩增及其产物检测 3 个方面。为达到快速鉴定的目的，须尽量缩短这 3 步的时间。快速 PCR 体系一般包括碱裂解法快速提取 DNA、快速 PCR 扩增和荧光检测 3 个步骤。

**1. 碱裂解法提取中药材 DNA**　DNA 提取是制约 DNA 分子鉴定用时的首要因素，传统的 CTAB 法或 SDS 法一般需 4 小时以上才能获得 DNA，试剂盒常用的硅胶柱法一般需要 1~2 小时才能获得 DNA，并且需要进行反复离心，操作繁琐，难以满足快速鉴别的要求。碱裂解法是一种 DNA 快速提取方法，只有裂解和中和两步，DNA 提取用时大约 5 分钟。使用碱裂解法对果实种子类、叶类、全草类、花类、根及茎木类以及动物类中药材进行 DNA 提取，85%以上的中药材可获得满足 PCR 扩增的总 DNA。参见第二章第一节。

**2. 快速 PCR 扩增**　制约 DNA 分子鉴定的第二个因素是 PCR 扩增过程，常规 PCR 扩增一般需时 2~3 小时，主要是进行 30~40 个变性-退火-延伸循环，需时较长。快速 PCR 使用具有高扩增效果和高延伸速度的快速 PCR 聚合酶进行扩增，且扩增产物尽可能短，扩增循环数小。一般采取两步法进行 PCR 扩增，从而减少 PCR 循环过程中升降温的温差，缩短 PCR 反应时间。在此基础上，通过逐步缩短变性-退火-延伸的时间，可以实现快速扩增。如蕲蛇的快速 PCR 扩增经优化后可在 26 分钟内完成，金钱白花蛇的快速 PCR 扩增可在 28 分钟内完成。

**3. 荧光检测**　经典的 PCR 产物检测方法为凝胶电泳，需要经过制胶、胶凝、电泳和成像 4 步，用时 1 小时以上，实验周期较长，且需要使用凝胶电泳仪和凝胶成像系统，制约了中药快检工作的开展。SYBR Green Ⅰ是一种可以结合于所有 dsDNA 双螺旋小沟区域的具有绿色激发波长的染料，游离状态下的 SYBR Green Ⅰ发出微弱的荧光，但其与 PCR 产物等双链 DNA 结合后，可发出强烈绿色荧光，荧光强度增加达 10000 倍以上。快速 PCR 鉴定通过直接在 PCR 产物中加入 SYBR Green Ⅰ荧光染料，在 365nm 紫外灯下观察荧光，根据荧光的有无并与阳性对照进行比较可直接判断是否存在扩增产物。扩增产物的检测过程为染色、成像两步，用时 1~2 分钟，极大缩短了检测时间。

快速 PCR 的程序简单，检测速度高，能满足中药快速、准确鉴别的要求，在中药分子鉴别中具有良好的应用前景。便携式 PCR 仪的问世及其商业化，将促进在野外、药市或药房进

NOTE

行中药分子鉴定。未来可能形成以快速 PCR 技术为核心，以等温扩增技术为补充，以现场快速检测包、可移动快速检测车、快速检测实验室为支撑的中药材及饮片快速检测模式。

## 附：中药分子鉴别发展历程

1994 年，单引物 PCR 扩增用于中药材人参和西洋参鉴别。

1995 年，提出分子生药学概念，明确分子标记鉴别研究方向。

1995 年，随机扩增多态 DNA 技术应用于蛇类的分类学研究和鉴定。

1996 年，*Cyt* b 序列分析用于鉴别鸡内金和鸭内金。

1997 年，PCR-RFLP 和 MASA 技术用于人参、西洋参和竹节参药材鉴别。

1998 年，RAPD 技术被用于鉴定中药复方制剂玉屏风散中黄芪、白术、防风等 3 味生药。

1999 年，RAPD 技术对瓜蒌农家品种种苗进行鉴别。

2000 年，《分子生药学》中提出生药鉴定分子标记研究在近源生药品种、名贵易混淆生药、动物类生药、药材道地性、生药野生与家种（养）、中药原粉制剂、中医药古迹、药用植物种子种苗鉴别的应用前景，以及技术规范化的重要性。

2001 年，ITS2 序列被用于 16 种石斛属物种鉴别。

2003 年，加拿大科学家提出了 DNA 条形码鉴别的概念并随后发起了国际生命条形码计划。

2004 年，《中药分子鉴定》出版。

2005 年，利用 SCAR 标记对续命汤等 40 个中药汤剂中人参属物种基原进行了鉴别。

2006 年，《分子生药学》（第二版）在第一版的基础上，增加了 SNP 标记技术、基因芯片技术、DNA 生物条形编码等中药分子鉴定新技术，并提出要充分利用我国丰富的生物资源进行 DNA 条形编码工作。

2007 年，提出 ITS2 通用引物，并用于 48 科药材基原鉴别；提出了中药 DNA 条形码。

2008 年，我国正式加入国际生命条形码研究计划。

2009 年，启动中国维管植物 DNA 条形码计划。

2010 年，蕲蛇、乌梢蛇饮片聚合酶链式反应鉴别法被《中国药典》2010 年版收载，成为世界上首个中药、天然药分子鉴定国家标准。

2011 年，启动中国动物药材 DNA 条形码研究计划及建立动物药材分子鉴定标准数据库。

2011 年，推荐 ITS 作为种子植物的核心 DNA 条形码。

2012 年，川贝母聚合酶链式反应-限制性酶切长度多态性鉴别法被《中国药典》2010 年版第二增补本收载。

2012 年，《中药 DNA 条形码分子鉴定》出版。

2012 年，高通量测序技术用于牙痛一粒丸等 15 种中成药中的原料药材鉴定。

2013 年，使用碱裂解法快速提取 130 余种药材 DNA。

2013 年，提出中药材分子鉴别现场运用策略。

2013 年，提出中药材 DNA 条形码分子鉴定法指导原则。

2014 年，提出中药分子鉴定使用原则。

2014 年，中药材 DNA 条形码分子鉴定法指导原则被《中国药典》2010 年版第三增补本收载。

NOTE

2014 年，《中药分子鉴定操作指南》出版。

2014 年，CCP-based FRET 检测技术用于中药鉴定，DNA 检测灵敏度可达皮克级。

2015 年，建立金银花种苗 DNA 身份证。

2016 年，团体标准《中药分子鉴定通则》由中华中医药学会发布。

# 第四章 中药活性成分的生物合成与生产

## 第一节 中药活性成分生物合成途径

### 一、萜类生物合成途径

#### （一）萜类化合物概述

萜类化合物（terpenoids）是由异戊二烯（C5）为基本单元构成的一类烃类化合物，根据异戊二烯单元的数目分为单萜（C10）、倍半萜（C15）、二萜（C20）、三萜（C30）、四萜（C40）和多萜（C >40）；同时还可再根据萜类分子结构中碳环的有无和数目，进一步分为链萜、单环萜、双环萜、三环萜、四环萜等。许多萜类是含氧衍生物，所以萜类化合物又可分为醇、酸、酮、羧酸、酯及苷等萜类。在植物次生代谢产物中萜类的结构与种类最为丰富，迄今已有近5万多个萜类分子及其衍生物的结构被解析。

**1. 单萜（monoterpene）和倍半萜（sesquiterpene）** 基本骨架分别由2个和3个异戊二烯单位构成，多存在于植物挥发油中，具有较强的香气和生物活性，是医药、食品、化妆品工业的重要原料。

**2. 二萜（diterpene）** 基本骨架由4个异戊二烯单位构成，在自然界分布广泛，具有显著的生物活性，如紫杉醇、丹参酮类化合物、穿心莲内酯、雷公藤甲素等。

**3. 三萜（triterpene）** 基本骨架由6个异戊二烯单位聚合而成，是一类重要的中药化学成分。三萜苷类可溶于水，其水溶液振摇后能产生大量持久性肥皂样泡沫，故被称为三萜皂苷，常见的皂苷元为四环三萜和五环三萜类化合物。三萜类化合物在中药材中广泛存在，如人参的主要有效成分人参皂苷、甘草中的甘草素等。

**4. 四萜（tetraterpenoids）** 基本骨架由8个异戊二烯单位构成，在自然界分布很广，最早由胡萝卜中提取得到的胡萝卜素即是一种四萜，包括 $\alpha$-胡萝卜素、$\beta$-胡萝卜素、$\gamma$-胡萝卜素，是一种重要的营养素。四萜分子中含有较多的共轭双键，因此这类化合物通常具有颜色。

#### （二）萜类化合物的生物合成途径

萜类的生物合成途径通常被分为3个阶段：C5前体异戊烯基二磷酸酯（isopentenyl diphosphate，IPP）及其双键异构体二甲基烯丙基二磷酸酯（dimethylallyl diphosphate，DMAPP）生成阶段、直接前体（法尼基二磷酸FPP、牻牛儿基二磷酸GPP、牻牛儿基牻牛儿基二磷酸GGPP等）生成阶段、萜类骨架生成及修饰阶段（氧化还原、酰化、糖基化等）（图4-1）。其中，前两个阶段已经比较清楚，且为所有的萜类化合物所共享；第三个阶段决定了萜类化合物结构

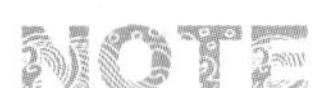

多样性，是植物次生代谢研究的重点领域。

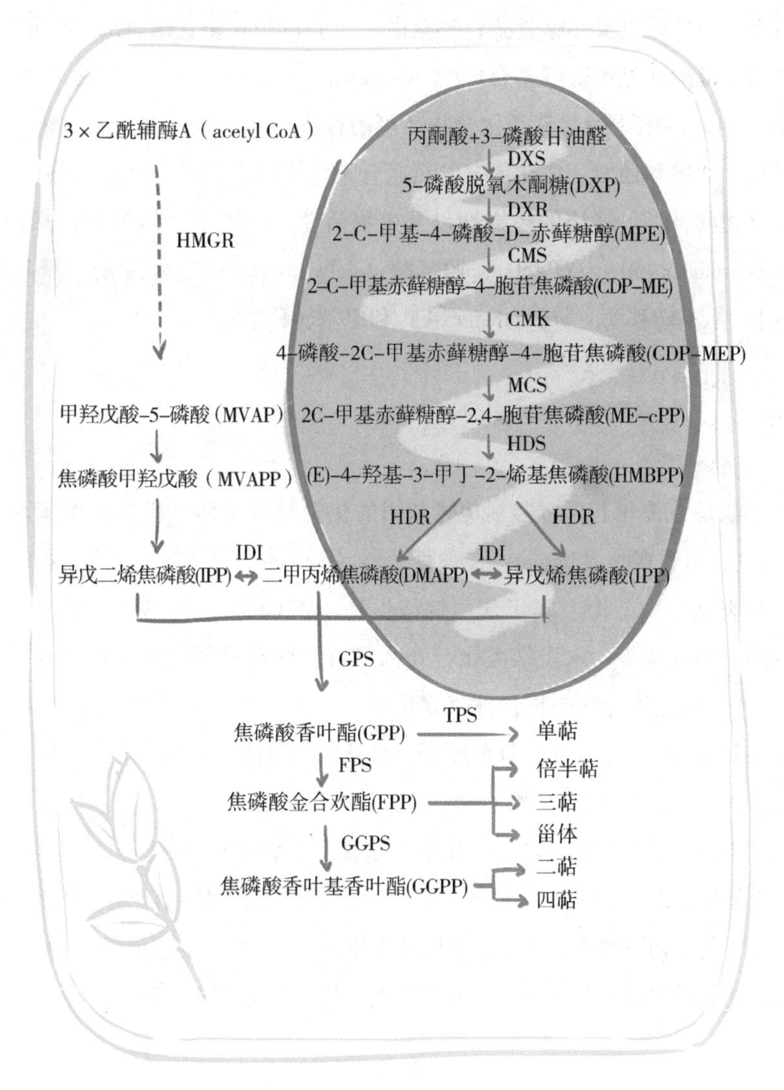


4-1 萜类和甾体化合物的生物合成途径

**1. C5 单位的形成** 五碳（C5）的异戊烯基焦磷酸（iso-pentenyldiphosphate，IPP）及异构体二甲丙烯基焦磷酸（dimethy-lallyldiphosphate，DMAPP）是萜类共同中间体，其合成途径相关基因及机制已被阐明，其生物合成途径有两条：1-脱氧-D-木酮糖-5-磷酸途径（DXP 或 MEP）和甲羟戊酸（MVA）途径。一般来说，真细菌中存在 DXP 途径，真核生物和古细菌中存在 MVA 途径，而植物中则同时含有两条途径：质体中的 DXP 途径和胞质的 MVA 途径。

**2. C5 单位的聚合** 通过 MVA 途径和 MEP 途径产生的 IPP 和 DMAPP 是所有萜类和甾体类化合物的前体，除了本身作为半萜的中间体之外，C5 单位 IPP 和 DMAPP 进一步在异戊烯基转移酶（prenyltransferases）催化下，分别形成单萜、倍半萜和二萜的前体——GPP、FPP、GGPP。GPP 作为单萜（C10）的前体是由一分子的 IPP 和一分子 DMAPP 在牻牛儿基焦磷酸合成酶（GPS）催化下合成的。法尼基焦磷酸合酶（FPS）催化两分子的 IPP 和一分子的 DMAPP 经过两步缩合反应生成 FPP（C15），牻牛儿基牻牛儿基焦磷酸合酶（GGPS）催化三分子的 IPP 和一分子的 DMAPP 经过三步缩合反应生成 GGPP（C20）。

**3. 萜类合成及修饰** 萜类直接前体 DMAPP（C5）、GPP（C10）、FPP（C15）、GGPP

（C20）、SPP（C45）及 PPP（C50）在萜类合酶（terpene synthases，TPS）催化下分别形成半萜、单萜、倍半萜、二萜以及多萜骨架；三萜由 2 分子 FPP 在角鲨烯合酶 SQS 催化下合成，而类胡萝卜素合成关键酶八氢番茄红素合成酶（phytoene synthase，PSY）催化 2 分子 GGPP 形成八氢番茄红素（C40）。植物中的萜类化合物还可能被进一步修饰，如羟化、糖基化、甲基化、异构化、环氧化、加成和还原、卤化等，甚至其骨架结构发生重排。这些后修饰反应大幅度地增加了萜类化合物的种类、结构的多样性以及生物活性。植物中后修饰酶包括细胞色素 P450 单加氧酶（cytochrome P450，CYP450）、脱氢酶（dehydrogenase）、还原酶、糖基转移酶（glucosyltransferase）、酰基转移酶（acyltransferase）和甲基转移酶等。

## 二、多酚类生物合成途径

### （一）多酚类化合物概述

多酚类化合物是芳香环上含有羟基功能基团的化合物的总称，包括简单苯丙素类（simple phenylpropanoids）、木质素类（lignans）、香豆素类（coumarins）和黄烷酮类（flavonoids）化合物。简单苯丙素类化合物结构上属于苯丙烷衍生物，依 C3 侧链的结构变化，可分为苯丙烯、苯丙醇、苯丙醛、苯丙酸等；木质素类化合物为具有苯丙烷骨架的两个结构通过其中 $\beta$，$\beta'$ 或 8,8′-碳相连而形成的一类天然产物；香豆素类化合物是邻羟基桂皮酸内酯类成分的总称；黄烷酮类（flavanones）是以 2-苯基二氢色原酮为母核而衍生的一类化合物。

### （二）多酚类化合物的生物合成途径

在高等植物中多酚类化合物主要通过莽草酸途径和乙酸-丙二酸途径合成。莽草酸途径是由莽草酸通过苯丙氨酸，生成肉桂酸，再由肉桂酸生成各种苯丙素类化合物的途径，现也被称为肉桂酸途径。多酚类化合物不像萜类化合物那样具有相对单一的生物合成途径，大多数只分享了一条较短的共同生物合成途径，即从苯丙氨酸至生成羟基肉桂酰辅酶 A 的过程（图 4-2）。

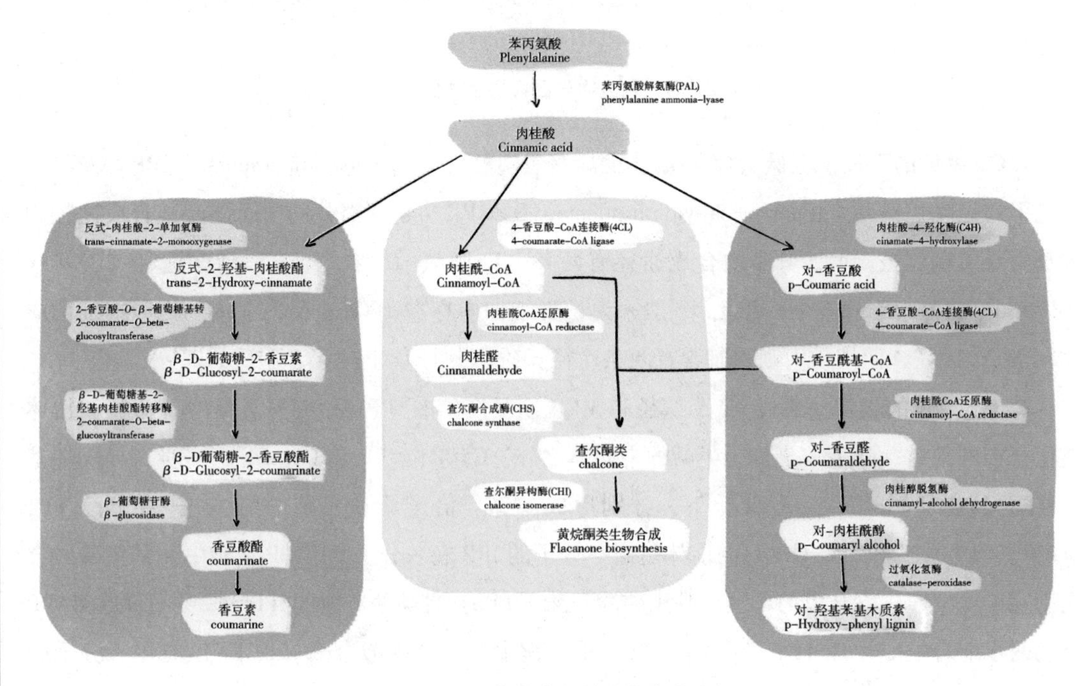


图 4-2 多酚类化合物的生物合成途径

**1. 简单苯丙素类的生物合成**　简单苯丙素类化合物的生物合成主要经莽草酸途径，莽草酸途径第一个重要的酶是苯丙氨酸解氨酶（phenylalanine ammonia lyase，PAL），催化苯丙氨酸生成肉桂酸（cinnamic acid），肉桂酸在肉桂酸-4-羟化酶（cinamate-4-hydroxylase，C4H）的催化下生成对-香豆酸。C4H 是第一个被鉴定的植物 P450 单加氧酶，该酶行使功能需氧且依赖 NADPH，它催化苯丙氨酸途径的第二步反应，在肉桂酸的对位点上催化位置特异性的羟化反应。香豆酸经过甲基化和羟基化形成简单苯丙素类化合物，如阿魏酸和芥子酸等。香豆酸在香豆酸-3-羟化酶（coumarate 3- hydroxylase，C3H）的催化下在邻位羟基化形成咖啡酸，咖啡酸经咖啡酸转移酶（caffeic acid *O*-methyltransferase，COMT）催化生成阿魏酸。阿魏酸再进一步经过阿魏酸-5-羟基化酶（ferulate-5-hydroxylas，F5H）作用促进芥子酸的合成。

**2. 木质素的生物合成**　木质素（lignans）的生物合成是在一系列酶催化下使苯丙氨酸或酪氨酸逐步转化为木质素单体，最终聚合成木质素的过程。3 种木质素单体分别为香豆醇（coumaryl alcohol）、松柏醇（coniferyl alcohol）和芥子醇（sinapyl alcohol）。苯丙氨酸解氨酶（phenylalanine ammonialyas，PAL）是木质素生物合成途径中的第一个限速酶，在其作用下形成反式肉桂酸。4-香豆酸辅酶 A 连接酶（cinna-mate-4-hydroxylae，4CL）作用后生成相应的 CoA 酯，实际是对将被还原的基团进行活化。肉桂酰-CoA 还原酶（cinnamoyl-CoA reductase，CCR）可还原 3 种羟基肉桂酸的 CoA，生成相应肉桂醛。肉桂醇脱氢酶（cinnamoyl alcohol dehydrogenase，CAD）催化木质素前体生物合成的最后一步，即使肉桂醛还原为肉桂醇。木质素经过进一步的环化和其他修饰可产生具有较好生物活性的天然木质素，如鬼臼毒素（podophyllotoxin）是一个芳基四氢萘内酯，该化合物具有良好的抗肿瘤及抗病毒作用。它是由松柏醇在松脂醇合成酶、松柏醇-落叶松脂素还原酶、开环异松脂醇脱氢酶等一系列酶的催化下生成罗汉松脂素，罗汉松脂素再经过芳环取代和羟基化等修饰生成鬼臼毒素。

**3. 香豆素类的生物合成**　香豆素类（coumarin）化合物是一类具有苯骈 $\alpha$-吡喃酮母核的天然产物的总称，在结构上可以看成是顺式-邻羟基桂皮酸脱水而形成的内酯类化合物。在苯丙氨酸解氨酶（phenylalanine ammonia-lyase，PAL）的作用下，苯丙氨酸被催化成肉桂酸，随后在肉桂酸-4-羟化酶（cinnamate 4-hydroxylase，C4H）和 4-香豆酸-辅酶 A 连接酶的共同催化下，转变成生物合成的活性中间产物 p-香豆酰辅酶 A。在对拟南芥的研究中，发现了可能的香豆素的生物合成途径。在香豆酸-3′-羟化酶的刺激下，p-香豆酰辅酶 A 的 3′位发生羟基化，生成咖啡酰辅酶 A。随后在咖啡酰辅酶 A 氧甲基转移酶的修饰下，咖啡酰辅酶 A 3′位的氧发生甲基化，产生的阿魏酰辅酶 A 经加氧酶催化生成 6′-羟基阿魏酰辅酶 A，最终经侧链的异构化和内酯化生成香豆素类化合物。

**4. 黄烷酮类化合物的生物合成**　黄烷酮类生物合成途径可能是研究最为透彻的植物次生代谢途径之一，在黄烷酮类化合物的生物合成途径中，来源于莽草酸途径的香豆酸在 4-香豆酸-CoA 连接酶（4-coumarate-CoA ligase，4CL）的催化下生成香豆酰-CoA。4CL 作用于苯丙烷类代谢途径中的第三步反应，催化各种羟基肉桂酸生成相应的硫酯，这些硫酯处于苯丙烷类代谢途径和各种末端产物特异合成途径的分支点。随后，三分子的丙二酰辅酶 A（malonyl-CoA）和一分子的 4-香豆酰-CoA（4-coumaroyl-CoA）在查耳酮合酶（chalcone synthase，CHS）的催化下生成具有 C13 骨架的查耳酮。CHS 作为黄酮类化合物的起始酶，其表达与否直接与植物黄酮类化合物含量多少有关，在很多植物如百合、蝴蝶兰、大豆等中都有研究。随后

NOTE

查耳酮在查耳酮异构酶（chalcone synthase，CHI）的作用下形成黄烷酮（或二氢黄酮），其他黄酮类化合物大都需经过其他酶的作用合成。CHI 是黄酮类化合物代谢途径中的第 2 个关键酶，催化分子内的环化反应。

黄酮（flavone）是以黄烷酮为底物，在黄酮合酶（flavone synthase，FNS）的催化作用下形成的。植物中包括 FNS Ⅰ 和 FNS Ⅱ 这两种完全不同的黄酮合酶。大多数植物中主要是 FNS Ⅱ，FNS Ⅱ 均属于 CYP450 家族，而且主要集中在 CYP93B 亚家族，可以催化黄烷酮的 C-2 和 C-3 键形成双键，生成黄酮。伞形科植物中除了有 FNS Ⅰ 外，还包括可溶性的依赖 2-氧化戊二酸（2-oxoglutarate）的 FNS Ⅰ，可以催化黄烷酮的 C-2 和 C-3 键脱氢，生成黄酮，如催化柚皮素生成芹菜素。柚皮素进一步在黄酮醇-3-羟化酶（flavanone-3-hydroxylase，F3H）和黄酮 3′,5′-羟化酶（flavonoid 3′, 5′-hydroxylase，F3′5′H）的催化下形成二氢槲皮素（dihydrquercetin）和二氢杨梅素（dihydromyricetin）等二氢黄酮醇，二氢黄酮醇进一步在黄酮醇合酶（flavonolsynthase，FLS）的催化下生成槲皮素、杨梅酮等黄酮醇（flavonol）。二氢黄酮醇可以进一步在二氢黄酮醇还原酶（dihydroflavonol 4-reductase，OFR）的催化下，形成无色花色素，并进一步在花色素合成酶（anthocyanidin synthase，ANS）的作用下形成如矢车菊素（cyanidin）、天竺葵色素（pelargonidin）等花色素，花色素在糖苷转移酶的作用下，通常在 C-3 和 C-7 位糖基化，生成花色苷。异黄酮与其他黄烷酮类化合物结构的区别在于其莽草酸来源的芳环转移到了羰基碳的邻位，黄烷酮柚皮素和甘草素在依赖 CYP450 的异黄酮合酶（isoflavone synthase，IFS）催化下生成大豆黄酮（daidzein）和染料木黄酮（genistein）。

## 三、生物碱类生物合成途径

### （一）生物碱概述

生物碱（alkaloids）是指来源于生物界（主要是植物界）的一类含氮有机化合物。根据生源途径结合化学结构类型分为：萜类吲哚生物碱（terpenoid indole alkaloids）、苄基异喹啉生物碱（benzylisoquinoline alkaloids）、托品生物碱（tropane alkaloids）、嘌呤生物碱（purine alkaloids）和吡咯生物碱（pyrrolizidine alkaloids）等。

### （二）生物碱类生物合成途径

生物碱类化合物的生物合成途径与萜类化合物和酚类等化合物不同。不同类型生物碱类化合物的生物合成途径相对独立。一类是来源于氨基酸途径，主要有鸟氨酸、赖氨酸、邻氨基苯甲酸、苯丙氨酸、酪氨酸、色氨酸；另一类是来源于异戊烯途径，分别来源于萜类和甾体类；此外，嘌呤类生物碱来源于嘌呤生物合成途径。生物碱类化合物的主要生物合成途径见图4-3。

**1. 萜类吲哚生物碱的生物合成** 吲哚类生物碱（indole alkaloids）是生物碱中种类较多、结构较为复杂的一大类生物碱。根据其结构特点可分为简单吲哚类、β-卡波林类、半萜吲哚类、单萜吲哚类和双吲哚类等。

单萜吲哚生物碱类化合物（monoterpenooid indole alkaloids，MIA）由来自色氨酸（tryptophan）的吲哚部分和裂环环烯醚萜开环番木鳖苷（iridoid glucoside secologanin）的单萜部分组成。其吲哚部分是在色氨酸脱氢酶（tryptophan decarboxylase，TDC）的作用下催化色氨酸生成色胺，编码 TDC 的基因已在积累单萜吲哚生物碱的不同物种中克隆得到。生成单萜部分的前体裂环马钱子碱（secologanin）的过程尚未被完全解析，理论上首先由属于 CYP450 酶的香叶

NOTE

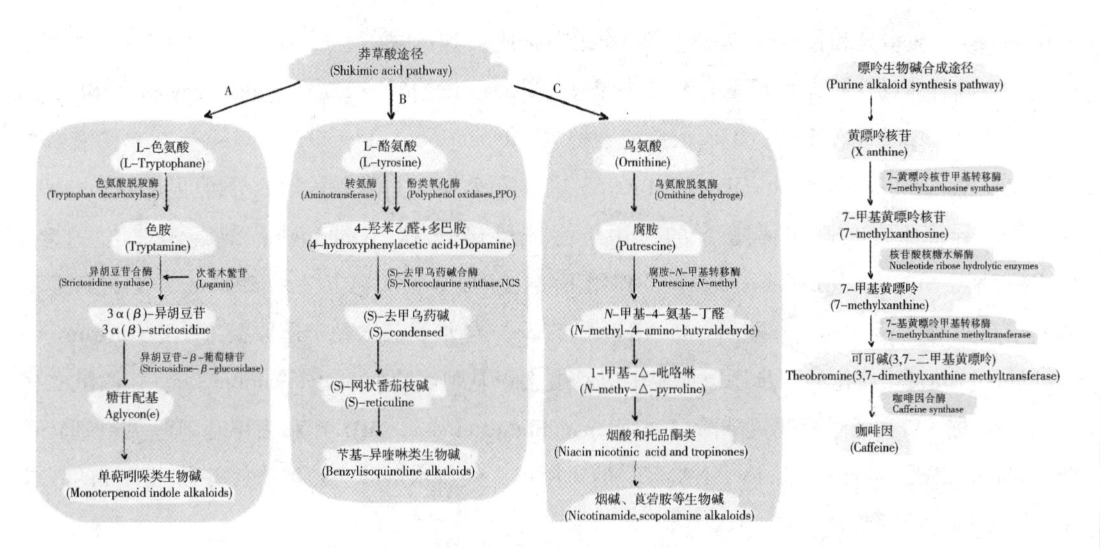


**图 4-3 生物碱类化合物的生物合成途径**

醇-10-脱氢酶（geraniol-10-hydroxylase，CYP76B6）催化香叶醇生成10-羟基香叶醇（10-hydroxy- geraniol），10-羟基香叶醇-10-羟基香叶醇氧化还原酶（10-hydroxygeraniol oxidoreductase，10-HGO）氧化还原生成10-氧香叶醛（10-oxogeranial），再由环烯醚萜合酶（iridodial synthase，IRS）环化生成环烯醚萜（iridodial）。7-deoxyloganetic acid synthase（7-DLS）将环烯醚萜氧化为7-deoxyloganetic acid，7-deoxyloganetic acid glucosyltransferase（7-DL-GT）再将其催化为7-脱氧马钱苷酸（7-deoxylo-ganic acid），7-脱氧马钱苷酸在7-脱氧马钱苷酸羟化酶（7-deoxyloganic acid 7-hydroxylase，DL7H）的催化作用下生成马钱苷酸（loganic acid），马钱苷酸进一步在马钱苷酸甲基转移酶（loganic acid methyltransferase，LAMT）的作用下生成马钱子苷，马钱子苷在裂环马钱子苷合成酶（secologanin synthase，SLS）的催化作用下裂环生成裂环马钱子苷（secologanin）。由类萜途径而来的开环番木鳖苷和由吲哚途径而来的色胺，在异胡豆苷合成酶（strictosidine synthase，STR）的催化作用下偶合生成3$\alpha$（S）-异胡豆苷［3$\alpha$（S）-strictosidine］。异胡豆苷进一步在异胡豆苷$\beta$-葡萄糖苷酶（strictosidine $\beta$-D-glucosidase，SGD）催化下脱掉糖苷生成异胡豆苷糖苷元（strictosidine-derived aglycone）。该化合物通过几步不稳定的化合物生成生物碱生物合成的重要分支点二氢缝籽木碱，并通过不同途径分别生成长春花碱和阿吗灵。二氢缝籽木碱在酶的催化作用下生成长春花碱的代谢中间产物水甘草碱（tabersonine）。首先水甘草碱在其羟化酶（tabersonine 16-hydroxylase 2，T16H2）的酶促作用下生成16-羟基水甘草碱（16-hydroxytabersonine），16-羟基水甘草碱进一步在甲基转移酶（16-O-methyltransferase，16-OMT）作用下生成16-甲氧基水甘草碱（16-methoxytaberso-nine），随后16-甲氧基水甘草碱在甘草碱3-加氧酶（taberso-nine 3-oxygenase，T3O）和水甘草碱3-还原酶（tabersonine3-reductase，T3R）的协同作用转化为16-甲氧基-2,3-二氢-3-羟基水甘草碱（16-methoxy-2,3-di-hydro-3-hydroxytabersonine），16-甲氧基-2,3-二氢-3-羟基水甘草碱进一步在*N*-甲基转移酶（*N*-methyltransferase，NMR）的催化作用下生成去乙酰氧文多灵（desacetoxyvindoline），去乙酰氧基文多灵在羟化酶（desacetoxyvindoline-4-hydroxylase，D4H）的作用下生成去乙酰文多灵（deacetylvindoline），最后乙酰文多灵在去乙酰文多灵-4-*O*-乙酰转移酶（deacetylvindoline-4-*O*-acetyltransferase，DAT）的作用下生成文多灵

NOTE

(vindoline)。文多灵和长春碱在氧化酶的作用下生成长春花碱。

二氢缝籽木碱生成阿吗灵的过程首先是在 sarpagan 桥酶（sarpagan bridge enzyme，SBE）的催化下建立 sarpagan 环系统，生成聚精液素醛（polyneuridine aldehyde），进一步在聚精液素醛酯酶（polyneuridine aldehyde esterase，PANE）作用下水解，自发脱羧形成异维西明（epi-vellosimine）。异维西明在乙酰辅酶 A 的作用下生成维诺任碱（vinorine），维诺任碱进一步在 CYP450 酶（vinorine hydrolase，VH）的作用下氧化生成萝芙木勒宁（vomilenine），再经过萝芙木勒宁还原酶（vomilenine reductase，VR）和 1,2-二羟基萝芙木勒宁还原酶（1,2-dihydrovomilenine reductase）催化的两步还原反应生成乙酰去甲基阿吗灵（acetyl-norajmaline），乙酰去甲基阿吗灵进一步在乙酰阿吗灵酯酶（acetylajamaline esteraese，AAE）和去甲基阿吗灵甲基转移酶（norajmalan methyltransferase，NAMT）的作用下，经过水解脱去乙酰基，并在吲哚环的 *N* 位上引入甲基生成阿吗灵。

**2. 苄基异喹啉生物碱的生物合成** 苄基异喹啉类生物碱（benzylisoquinoline alkaloids，BIA）是异喹啉类生物碱的一大类，结构复杂，在苄基异喹啉类生物碱的生物合成途径中，第一步反应是 L-酪氨酸在酪氨酸脱羧酶（tyrosine decarboxylase，TYDC）的作用下催化生成酪胺，酪胺在转氨酶（aminotransferase）和酚类氧化酶（polyphenol oxidases，PPO）的作用下生成 4-羟基苯乙醛（4-hydroxyphenylacetaldehyde，4-HPAA）作为 BIA 的苄基部分；TYDC 还可催化苯丙氨酸生成多巴胺（dopamine）作为 BIA 的异喹啉部分。4-HPAA 和多巴胺在去甲乌药碱合酶（norcoclaurine synthase，NCS）的催化下缩合生成 BIA 生物合成的第一个中间体去甲乌头碱（norcoclaurine），去甲乌头碱在去甲乌头碱 6-*O*-甲基转移酶（norcoclaurine 6-*O*-methyltransferase，6OMT）、乌药碱 *N*-甲基转移酶（coclaurine *N*- methyltransferase，CNMT）、*N*-甲基乌头碱 4′-羟化酶（CYP80B3）和 3′-羟基-*N*-甲基乌药碱 4′-*O*-甲基转移酶（3′-hydroxy-*N*-methylcoclaurine 4′-*O*- methyltransferase，4′OMT）作用下，经历几次甲基化作用和一个羟基化生成重要分支点化合物（*S*）-牛心果碱[（*S*）-reticuline]。（*S*）-牛心果碱可转化成多种苄基异喹啉类生物碱，主要通过以下几个分支生成不同的 BIA 类化合物。第一个分支从罂粟中得到一个（*S*）-牛心果碱-7-*O*-甲基转移酶（reticuline 7-*O*- methyltransferase，7-OMT），催化（*S*）-牛心果碱生成半日花碱（laudanine）。第二个重要的分支是（*S*）-牛心果碱在小檗碱桥酶（berberine beridge enzyme，BBE）的催化作用下生成金黄紫堇碱（scoulerine）。金黄紫堇碱可以在碎叶紫堇碱合酶（cheilanthifoline synthase，CFS）和刺罂粟碱合酶（stylopine synthase）的催化下生成刺罂粟碱（stylopine），刺罂粟碱在酶的作用下进行 *N*-甲基化生成 cis-*N*-甲基刺罂粟碱（cis-*N*-methylstylopine），进一步羟基化生成白屈菜碱（protopine）。白屈菜碱在白屈菜碱氧化酶（dihydrobenzophenanthridine oxidase，DBOX）的作用下生成血根碱（sanguinarine）。以金黄紫堇碱作为前体的另一个分支是在金黄紫堇碱 9-*O*-甲基转移酶（scoulerine 9-*O*-methyltransferase，SOMT）的催化下生成四氢非洲防己碱（tetrahydrocolumbamine），一方面转化为非洲防己碱（columbamine）后进一步生成巴马丁（palmatine）；另一方面在四氢小檗碱合酶（canadine synthase，CYP719A1）的催化下生成四氢小檗碱（canadine），经四氢小檗碱氧化酶（canadine oxidase）氧化生成黄连素。第三个分支主要生成吗啡、可待因等。（*S*）-牛心果碱首先在氧化酶和还原酶的催化下生成（R）-牛心果碱[（R）-reticuline]，进一步在沙罗泰里啶合酶（salutaridine reductase）的催化下生成沙罗泰里啶（salutaridine）。沙罗泰里啶在多种酶作用下生成 salutaridinol-7-*O*-acetate，该化合物的乙酰基会自发消除，并进一步催化生成该途径的第一个五环生物碱蒂巴因（thebaine）。蒂巴因经过两个脱甲基和还原反应生成可待因和吗啡，但催化脱甲基的步骤还不清楚，而催化可待因酮还原生成可待因的酶（codeinone reductase，可待因酮还原酶）已经通过克隆得到。

**3. 托品生物碱和尼古丁的生物合成**　托品生物碱是指分子中有托品烷骨架且具有抗胆碱作用的一类化合物，代表性物质包括莨菪碱（hyoscyamine）和东莨菪碱（scopolamine）。尼古丁（nicotine），俗名烟碱，主要来源于烟草属植物。托品类生物碱和尼古丁的生物合成起始于鸟氨酸（ornithine）和精氨酸（arginine）。鸟氨酸在鸟氨酸脱羧酶（ornithine decarboxylase，ODC）作用下，脱羧生成腐胺（putrescine）；精氨酸在精氨酸脱羧酶（arginine decarboxylase，ADC）催化下脱羧生成精胺然后经过一系列未知酶促反应生成腐胺；腐胺在*N*-甲基-腐胺转移酶（putrescine *N*-methyl-transferase，PMT）作用下甲基化形成*N*-甲基-腐胺（*N*-methyl-putrescine，MP），该酶是第一个在植物次生代谢研究中利用代谢物组分析结合基因表达谱分离和克隆得到，*N*-甲基腐胺在*N*-甲基腐胺氧化酶（*N*-methylputrescine oxidase，MPO）的催化下生成4-甲氨基丁醚（4-methylaminobutanal），该化合物自发环化生成*N*-甲基-△-吡咯啉正离子（*N*-methyl-△-pyrrolium cation），并经过一系列未知酶促反应生成托品生物碱和尼古丁的前体托品酮（tropinone）。尼古丁的生物合成是通过 N-methyl-△-pyrrolium cation 与烟酸缩合，脱氢后得到的，催化步骤尚未解析。

**4. 嘌呤生物碱的生物合成**　嘌呤生物碱是带有嘌呤环结构的含氮化合物，代表性化合物有咖啡因（caffeine）、可可碱（theobromine）和茶碱（theophylline）。嘌呤类生物碱生物合成途径相对简单，以黄嘌呤核苷作为起始底物最终合成咖啡碱，包括三步甲基化反应和一步核糖核苷水解酶催化进行的脱核糖反应。第一步是黄嘌呤核苷在黄嘌呤核苷7-*N*-黄嘌呤核苷甲基转移酶（7-*N*-methylxanthosine synthase，XMT）催化作用下生成7-甲基黄嘌呤核苷（7-methylxanthosine）。该酶由 Negishi 等从茶树叶片中获得，并证明其是催化第一步反应的酶。第二步是7-甲基黄嘌呤核苷在水解酶的作用下，生成7-甲基黄嘌呤（7- methylxanthine），但是催化该水解反应的酶尚未被分离鉴定。后两步反应均为甲基化反应，由咖啡因合酶（caffeine synthase，CS）、7-甲基黄嘌呤*N*-甲基转移酶和可可碱*N*-甲基转移酶等催化生成咖啡因。咖啡因合酶是一种双功能酶，具有1-*N*和3-*N*位的甲基化，而没有7-*N*位的甲基化活性，催化7-甲基黄嘌呤（7-methylxanthine）甲基化生成可可碱，而后再将可可碱进一步甲基化而成咖啡因。

## 四、其他类生物合成途径

### （一）多不饱和脂肪酸生物合成途径

多不饱和脂肪酸（polyunsaturated fatty acids，PUFAs）是指含有2个或者2个以上不饱和双键结构的脂肪酸，又称多烯脂肪酸。根据第一个不饱和键位置不同，PUFAs 可分为ω-3、ω-6、ω-7、ω-9等系列（即ω编号系统，也叫 n 编号系统）。在生物体内形成多不饱和脂肪酸是一个复杂的过程，它是以饱和脂肪酸硬脂酸（18∶0）为底物，通过脂肪酸延长酶与去饱和酶作用完成的。其中碳链的延长与去饱和作用是交替进行的，最终经过一系列的脱氢和碳链延长而形成。现发现有两条生物合成途径。

NOTE

**1. 需氧型脂肪酸脱氢/碳链延长途径**　大多数动物体内存在PUFA合成的主要途径为需氧型脂肪酸脱氢/碳链延长途径。它以必需脂肪酸亚油酸（linoleicacid，LA）、亚麻酸（a-linolenicacid，ALA）为前体物质，丙二酸单酰辅酶A为二碳单元供体，依靠一系列特定的脂肪酸脱氢酶和碳链延长酶的催化，合成PUFA。目前已经研究清楚的主要有$\Delta^4$、$\Delta^6$和$\Delta^8$途径，其中$\Delta^6$途径的研究最为详细。

自然界中，生物体以LA、α-ALA为底物生成ARA、EPA时，$\Delta^6$途径与$\Delta^8$途径有明显差别。$\Delta^6$途径中，最初底物首先在$\Delta^6$-脂肪酸脱氢酶的催化下进行脱氢反应，然后进行碳链延长。而$\Delta^8$途径中，在$\Delta^9$-脂肪酸碳链延长酶的作用下，先进行碳链延长再氧化脱氢。

**2. 厌氧型聚酮体合成途径**　主要存在于海洋微生物体内。此过程涉及一种关键的复合体酶——聚酮合酶（polyketidesynthase，PKS），它是由基因组中的三个或四个开放阅读框编码的亚单位组成的多结构域酶。某些海洋生物可利用其体内的PKS复合体合成EPA或DHA，但不同海洋微生物合成PUFA的种类不同。PKS催化合成PUFA时与需氧型脂肪酸脱氢/碳链延长途径比较类似，以乙酰辅酶A为最初底物，丙二酸单酰辅酶A为二碳单元供体经过缩合、脱水、还原等过程，不断加入二碳单元延长碳链，合成最终产物。该过程比需氧型脂肪酸脱氢/碳链延长途径相对简单。

### （二）蒽醌类化合物生物合成途径

蒽醌类（anthraquinones）化合物是一类广泛存在于自然界的重要天然色素，包括蒽醌及其衍生物、还原产物，其中蒽醌又可分为大黄素型和茜草素型。蒽醌的合成是一个复杂的过程，需要多种细胞器的协同工作，涉及质体、内质网、胞浆和液泡等不同的细胞器或区域。其生物合成有如下两条途径。

**1. 聚酮途径**　大黄素型蒽醌的合成主要通过聚酮途径。聚酮途径大致分为3个阶段：①以乙酰辅酶A为起始单元，在查尔酮合成酶家族的作用下，连续与8个丙二酸单酰辅酶A发生缩合，缩合形成聚八酮化合物；②聚八酮化合物经过还原、脱羧及氧化等步骤，形成大黄酚、芦荟大黄素、大黄酸等蒽醌类化合物；③聚八酮化合物经过水解、脱羧、脱水与甲基化等步骤，形成大黄素与大黄素甲醚等蒽醌类化合物。在聚酮途径过程中，催化乙酰辅酶A与丙二酸单酰辅酶A缩合的反应是由植物查尔酮合成酶系催化完成的。

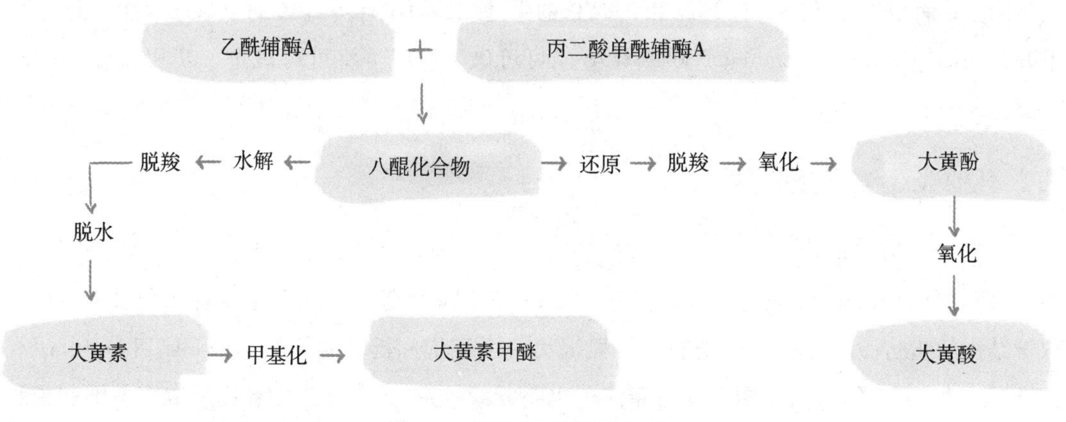


**图4-4　蒽醌合成的聚酮途径**

**2. 莽草酸（分支酸）途径**　茜草素型蒽醌的合成主要通过莽草酸（分支酸）途径（图4-

5）。经由莽草酸、异分支酸和α-酮戊二酸，再经一系列代谢分别形成蒽醌的A环与B环，C环来源于异戊烯二磷酸。一般认为异戊烯二磷酸的形成是通过甲羟戊酸（MVA）途径或甲基赤藓糖醇磷酸（MEP）途径。

在莽草酸（分支酸）途径过程中，有如下相关酶类：①异戊烯基焦磷酸异构酶（IPP isomerase），催化异戊烯基焦磷酸（IPP）与二甲基丙烯焦磷酸（DMAPP）的异构化反应，后者直接参与蒽醌C环的形成；②1-脱氧木酮糖-5-磷酸合酶（1-deoxy -D-xylulose-5-phosphate synthase，DXS），催化MEP途径中丙酮酸与三磷酸甘油醛缩合形成1-脱氧木酮糖-5-磷酸的反应；③异分支酸合酶（isochoris matesynthase，ICS），催化将分支酸4位上的羟基转移到2位上，形成异分支酸，进一步形成蒽醌。

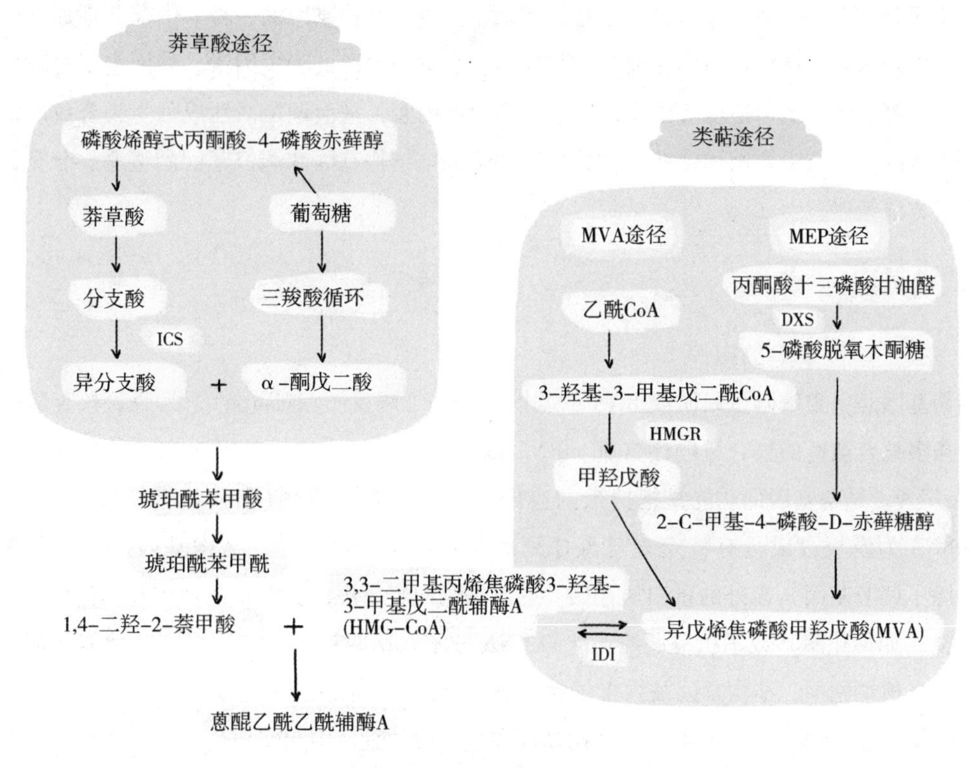


**图4-5　蒽醌合成的莽草酸（分支酸）途径**

## （三）甾体类化合物生物合成途径

甾体类化合物（steroidals）是广泛存在于自然界中的一类天然化学成分，它们的结构中都具有环戊烷骈多氢菲的甾体母核，主要包括甾醇、胆汁酸、性激素、强心苷、甾体皂苷、甾体生物碱等。甾体类化合物种类繁多，大部分生物合成途径不够完善，此处仅介绍甾体皂苷生物合成途径。

甾体皂苷生物合成途径：其前体法尼基焦磷酸（FPP）的合成与萜类相同（MVA和MEP途径）。此后法尼基焦磷酸先后通过鲨烯合酶（squalene synthase，SQS）、角鲨烯环氧化酶（squalene epoxidase，SQLE）的催化形成2,3-氧化角鲨烯（2,3-oxidosqualene），该中间体可启动角鲨烯发生环化反应。在甾体合成途径，2,3-氧化角鲨烯在环阿屯醇合酶（cycloartenol synthase，CAS）的催化下环化形成环阿屯醇（cycloartenol），以此作为甾体类化合物的先导前体，这个步骤在高等植物中也是甾体代谢与萜类代谢途径的一个重要分支点。甾体先导前体经过一

NOTE

系列酶的修饰，包括催化胆固醇生成的各种氧化酶、甲基转移酶等，以及以细胞色素 P450 酶为主的 C26（27）、C16、C22 羟化酶生成甾体苷元。最后，由甾体皂苷糖基转移酶（steroidal glycosyltransferase，SGTase）催化甾体皂苷糖苷键的形成。

# 第二节　中药活性成分生物合成中的结构基因和调控基因

中药活性成分生物合成途径包括两部分，一是基于中间物等化学物质之间的联系，二是合成途径中级联反应的合成酶群体，而这些合成酶基因就是结构基因的一种。中药活性成分生物合成受到内外因素的调控，内因主要是生物体生长发育各阶段的相关因素，外因主要是环境变化，包括温度、光、水、逆境等因子，应答这些内外因素，进而调控活性成分生物合成的基因称为调控基因。本节主要阐述中药活性成分生物合成中结构基因和调控基因的概念、分类、功能和研究方法策略。

## 一、结构基因

### （一）结构基因的概念

结构基因是一类编码蛋白质或 RNA 的基因，即一个顺反子（cistron），其脱氧核苷酸顺序决定一条多核苷酸链的核苷酸顺序（如 mRNA 或 tRNA），一种结构基因对应一种蛋白质或一条 RNA 序列。结构基因的功能是把携带的遗传信息转录给 mRNA（信使核糖核酸）或 RNA，再以 mRNA 为模板合成具有特定氨基酸序列的蛋白质。也就是说，结构基因是指编码任何 RNA（除了调节基因）以外的蛋白质基因。它的编码内容呈现广泛的功能和结构，包括结构蛋白、酶类（如催化酶）或不执行调控功能的 RNA 分子。这些基因是细胞形态和功能特征所必需的。在真核细胞中，结构基因被内含子和外显子所分隔；而在原核细胞中则是连续的。与调控基因、编码非 mRNA 的基因不同，结构基因在蛋白质的翻译中起实质性作用。例如，在大肠杆菌乳糖代谢的基因调节系统中有 3 个连锁在一起的结构基因：*LacZ* 基因（决定$\beta$-半乳糖苷酶的形成）、*LacY* 基因（决定$\beta$-半乳糖苷透性酶的合成）和 *LacA* 基因（编码$\beta$-半乳糖苷乙酰基转移酶）。中药活性成分生物合成中的结构基因主要指生物合成途径中直接参与生物催化合成的基因，对特定活性成分结构基因的全面认知是其生物合成的基础和前提。

### （二）结构基因的分类及其功能

生物合成中药活性成分的结构基因的主要特征是催化底物转化和级联反应，根据其特征可从两方面进行分类。

**1. 根据催化官能团的特征进行结构基因的分类**　次生代谢合成途径中结构基因的本质是催化官能团的转化，而途径则是这些转化过程的级联酶促反应。参与官能团转化的基因主要分为以下 6 类（国际酶学委员会 I. E. C）。

（1）氧化还原酶类基因　这些基因的产物是促进底物进行氧化还原反应的酶类，可以分为氧化酶和还原酶两类。这里要强调的是细胞色素 P450（cytochrome P450，简称 P450，一种单加氧酶）家族基因，广泛存在于生物界，是一类以血红蛋白为辅基的 B 族细胞色素超家族蛋白酶，由于其还原态与一氧化碳结合后在450nm处有一吸收峰，因此命名为P450。P450家族基因不仅参与植物体的基础代谢，还参与植物的次生代谢，主要表现在次生代谢物质如黄酮类、香豆素、异黄酮类氰苷、生物碱、萜类等的合成以及降解，特别是参与了植物次生代谢物合成途径中下游复杂成分的合成反应。例如青蒿 *Artemisia annua* 的AaCYP71AV1通过三步氧化反应把紫穗槐-4,11-二烯（amorpha-4,11-diene）转化为青蒿素。SmCYP76AH1（*Salvia miltiorrhiza*）催化次丹参酮二烯合成铁锈醇，CYP716B参与紫杉烷（taxoid）的9-α-羟基化过程。

（2）转移酶类基因　这些基因的产物催化底物之间进行某些基团（如乙酰基、巯基、甲基、羟基、氨基、磷酸基等）的转移或交换，包括甲基转移酶、乙酰基转移酶、转硫酶、氨基转移酶、激酶和多聚酶等基因。例如，糖基化转移酶类是生物体内进行糖基化反应的转移酶，可以对糖、蛋白质等受体化合物进行糖基化修饰，从而改变其理化性质，植物糖基转移酶对植物次生代谢和维持体内激素稳态等生长发育，以及对生物及非生物胁迫的响应具有重要意义。中药活性成分中的糖苷类物质是在该类酶的催化下产生的，主要包括类黄酮3-*O*-葡萄糖基转移酶、糖甲基转移酶、葡萄糖基转移酶、木聚糖糖基转移酶、人参皂苷转移酶等基因。

（3）水解酶类基因　这些基因的产物催化底物发生水解反应，包括淀粉酶、蛋白酶、脂肪酶、磷酸酶、糖苷酶等基因。例如，糖苷酶类基因的作用与糖基转移酶类基因相反。苦杏仁苷在β-葡萄糖苷酶（β-glucosidase）和α-羟腈酶（α-hydroxynitrilelyase）的顺序作用下，释放糖基和氢氰酸，后者是植物防御动物取食的策略之一。人们少量食用生杏仁可止咳，大量食用会危及生命，其主要起作用的物质就是氢氰酸。

（4）裂合酶类基因　这些基因的产物催化从底物（非水解）移去一个基团并留下双键的反应或其逆反应，包括脱水酶、脱羧酶、碳酸酐酶、醛缩酶、柠檬酸合酶等基因。许多裂合酶催化逆反应，使两底物间形成新化学键并消除一个底物的双键，合酶基因便属于此类。例如，查尔酮合酶（chalcone synthase，CHS）是类黄酮类物质代谢合成途径中的关键酶，其可以催化1个分子的4-香豆酰辅酶A（4-coumaryl CoA）与3个分子的丙二酰辅酶A（malonyl CoA）生成4，5，7-三羟基黄烷酮（narigeninchalcone），其底物也可以是咖啡酰辅酶A、肉桂酰辅酶A等。

（5）异构酶类基因　这些基因的产物催化各种同分异构体、几何异构体或光学异构体之间相互转化，包括异构酶、表构酶、消旋酶等基因。例如，查尔酮异构酶（chalcone isomerase，CHI）也是类黄酮生物合成过程的关键酶之一，它催化柚皮素查尔酮（pomelo peel chalcone ketones）形成柚皮素（naringenin），而柚皮素在其他关键酶的作用下最终形成类黄酮化合物。

（6）连接酶类基因　这些基因的产物催化两分子底物合成为一分子化合物，同时偶联有ATP的磷酸键断裂释能，包括谷氨酰胺合成酶、DNA连接酶、氨基酸-tRNA连接酶以及依赖生物素的羧化酶等。例如，4-香豆酸CoA连接酶（4-Coumarate-CoA ligase，4CL）催化肉桂酸及其羟基或甲氧基衍生物生成相应的辅酶A，这些中间产物随后进入苯丙烷类衍生物支路合成途径。

**2. 根据中药活性成分生物合成途径进行结构基因的分类**　如本章第二节所述，中药活性成分生物合成途径主要包括醋酸-丙二酸途径、甲羟戊酸途径、桂皮酸途径、氨基酸途径及由

NOTE

以上几种途径组成的复合途径。这些途径中的结构基因大多在进化上相对保守，在不同植物中具有较高的序列同源性，可以通过序列同源性对这些结构基因进行分类。

## 二、调控基因

### （一）调控基因的概念

调控基因（regulatory gene）是从基因功能角度进行划分，其主要功能是通过与目的基因的DNA 调控序列（又叫顺式作用元件，*cis*-elements）或目的基因结合元件（蛋白或 RNA，又叫反式作用元件，*trans*-elements）相互作用，进而调节目的基因活性的一类基因。简单地说，调控基因是调控目的基因活性的一类基因。这里要强调的是，调控基因本身也可能受其他调控基因的调控，其调控效果则分为负向调控（negative regulation）和正向调控（positive regulation）。真核生物调节基因的产物主要是异位调控目的基因，即调控同条染色体或不同染色体上的目的基因，众多调控基因与结构基因形成调控网络（regulatory networks）。但原核生物调控基因主要以操纵子的形式存在，即当操纵基因以正向调控模式启动时，处于同一染色体上临近的，由它所控制的结构基因（一般有多个结构基因）开始转录、翻译和合成蛋白质；当以负向调控模式启动时，结构基因就停止转录与翻译，例如大肠杆菌乳糖操纵子中含有 3 个连锁在一起的结构基因（*LacZ*、*LacY* 和 *LacA*）。这里，中药活性成分生物合成途径调控基因主要指调控活性成分合成途径结构基因的一类基因，主要包括转录因子（transcriptional factors，TFs）和非编码RNA（non-coding RNA，ncRNA）。

### （二）调控基因的分类及其功能

调控基因可以根据其调控水平进行分类，例如转录水平的调控和转录后水平的调控，后者又分为 RNA 稳定性调控、翻译调控和翻译后调控。根据调控基因的特征又可分为信号传递基因、转录因子、非编码 RNA 等。目前，中药活性成分生物合成途径调控基因主要集中在转录因子和非编码 RNA，我们重点介绍转录因子的功能。

转录因子主要是一类与顺式作用元件结合调控目的基因的基因。其分类主要按其产物保守的氨基酸序列或其蛋白立体结构进行，例如，MYB 类转录因子家族是指含有 MYB 结构域的一类转录因子，该结构域是一段 51～52 个氨基酸的肽段，包含一系列高度保守的氨基酸残基和间隔序列；WRKY 家族含有高度保守的核心氨基酸序列 WRKYGQK；锌指蛋白类转录因子，它的氨基酸中通常含有数目不等的半胱氨酸（C）和组氨酸（H），通过半胱氨酸和组氨酸来螯合锌离子，形成所谓的锌指结构，通过这个结构来识别和结合 DNA。转录因子通过识别和结合基因启动子区的顺式作用元件启动和调控基因表达。植物中的转录因子分为 2 种，一种是特异性转录因子，能够选择性调控某种或某些基因的转录表达；另一种是非特异性转录因子，非选择性地调控基因的转录表达。前一种转录因子研究得较多。典型的转录因子含有 DNA 结合区、转录调控区、寡聚化位点以及核定位信号等功能区域，这些功能区域决定转录因子的功能和特性。目前在植物中发现的转录因子家族大约有 58 种（http://planttfdb.cbi.pku.edu.cn/index.php）。

转录因子的种类较多，这里选择中药活性成分生物合成途径调控研究比较深入的 MYB、WRKY 以及复合调控转录因子 MYB/bHLH/WD40 来阐述它们在中药活性成分生物合成途径中的调控功能。

NOTE

MYB 转录因子是个超家族，除了在植物的生长和防御反应中起重要作用，还能调控多种中药活性成分的生物合成，主要在苯丙素类代谢途径中发挥作用。例如，玉米 MYB 转录因子家族的 Pl 能与 DFR 启动子直接结合，影响花色素苷的累积。葡萄中 VlMYBA1~2 只调控花青素合成代谢途径中结构基因的表达，而 VvMYBPA1~2 则特异调控单宁合成途径中某些关键酶基因的转录。一些 MYB 转录因子可同时调控多种类黄酮的代谢，如葡萄的 VvMYB5b 在番茄中可以同时调控苯丙烷和类胡萝卜素的代谢途径。bHLH 类转录因子是植物中最大的转录因子家族之一，只有二聚化后才能与 DNA 结合，这与其位点的高度保守性有关。bHLH 蛋白的 N 末端含有螺旋-环-螺旋结构域和 1 个碱性结构域，是 DNA 识别和结合所必需的。长春花 bHLH 类转录因子 CrMYC1 可能参与真菌诱导子和茉莉酸（JA）信号应答相关基因的表达调控。CrMYC2 是茉莉酸甲酯（MeJA）应答基因 *ORCA*3 表达的主要激活因子，说明 CrMYC2 转录因子通过调节 *ORCA* 类基因表达进而调控长春花中响应 MeJA 的萜类生物碱的量。红豆杉中 bHLH 家族类转录因子 TcMYC 蛋白可以和 ts 启动子 JA 响应区结合，进而调控紫杉醇的合成。WD40 蛋白是一种具有 $\beta$-螺旋结构的超家族，分布于整个生物界，通常含有 44~60 个氨基酸，包含 1~10个串联的 WD40 基序，每个基序具有保守的 N 端 GH（Gly-His）和 C 端 WD（Trp-Asp）。WD40 重复蛋白可以同时与其他几种转录蛋白相互作用，甚至成为蛋白之间相互作用的关键位点，所以会参与到不同的活性或分调控网络中。常见的是 MYB/bHLH/WD40 复合体，MYB 蛋白的 C 端具有转录激活结构域，通过与 bHLH 和 WD40 结合形成 MBW 复合体，共同调控类黄酮的生物合成，特别是花青素的合成。

WRKY 家族成员的 DNA 结合域中，都含有至少 1 个 WRKY 保守 DNA 结合结构域。WRKY 结构域是由约 60 个高度保守的氨基酸残基组成的多肽序列，其中近 N 端有一个绝对保守的 WRKYGQK，被视做 WRKY 结构域的核心序列，该序列的缺失或变异往往将导致 DNA 结合活性的减弱甚至丧失。此外，WRKY 转录因子的 DNA 结合结构域中还有一种锌指蛋白结构域。根据 WRKY 转录因子中所含 WRKY 结构域的数目及锌指结构特征，将 WRKY 家族分为 3 个亚家族：第Ⅰ亚家族的 WRKY 因子通常含有 2 个 WRKY 结构域，且锌指结构的氨基酸组成模式为 Cys2His2 型，该亚家族中有 NtWRKY1、PcWRKY1、ABF1、NtWRKY2、SPF1、CsSE71、AtZAP1等，该类 WRKY 因子的 DNA 结合功能主要由 C 端的 WRKY 域所介导，而 N 端的 WRKY 域不能与 DNA 单独进行结合，而且具体功能尚不明确，有可能有助于增强靶基因与 N 端 WRKY 域结合的能力；第Ⅱ亚家族中仅含有 1 个 WRKY 域，其锌指结构也为 Cys2His2 型，大多数的 WRKY 转录因子都是该类型，如已发现的 AtWRKY6、PcWRKY4、PcWRKY3、At-WRKY36、NtWIZZ、AfABF2 等；第Ⅲ类的 WRKY 因子中含有 1 个 WRKY 域，其锌指结构为 Cys2HisCys 型，如 NtWRKY4、AtWRKY40、NtWRKY5、AtWRKY55 和 PcWRKY5 等。

许多 WRKY 因子在植物应答胁迫环境中起重要作用，其主要通过调控植物次生代谢物的生物合成来参与植物的防御过程。水稻 OsWRKY13 因子能诱导查尔酮合酶（CHS）基因及其下游基因的表达，这与植物防御性次生代谢物如植物抗毒素等的合成有关。在生物碱合成方面，日本黄连 *Coptis japonica* 的 CjWRKY1 是生物碱生物合成途径中第一个被鉴定的 WRKY 因子。CjWRKY1 转录因子调控 8 个与黄连素生物合成相关的基因（*NCS*、*6OMT*、*CNMT*、*CYP*80*B*2、4′*OMT*、*BBE*、*SMT*、*CYP*719*A*1），但是对黄连的初生代谢合成相关的甘油醛-3-磷酸脱氢酶（glyceraldehyde-3-phosphate-dehydrogenase，GAPDH）和分支酸变位酶（chorismate mutase，CM）的表达没有影响。

红豆杉中 *TcWRKY1* 能激活紫杉醇生物合成结构基因 *DBAT*。最近在罂粟 *Papaver somniferum* 中发现与异喹啉生物碱相关的 *WRKY* 转录因子 PsWRKY，可以结合在酪氨酸脱羧酶（tyrosine decarboxylase）基因的启动子区，进而可能调节异喹啉生物碱的合成。同理，WRKY 家族基因在萜类中药活性成分生物合成途径调控中也起到重要的调控作用。青蒿中分离出的 AaWRKY1 能够与 ADS 启动子区域中的顺式作用元件 W-box 结合，从而激活其表达，与青蒿叶片中的瞬时表达结果一致，说明 AaWRKY1 转录因子参与调控青蒿素合成，其靶基因是 *ADS*。以 *WRKY* 家族基因为例，其在中药活性成分生物合成途径调控作用见表 4-1。因此，调控基因在中药活性成分生物合成调控中起着非常重要的作用，也是研究的热点领域。

**表 4-1 参与中药活性成分生物合成调控的部分 WRKY 转录因子（“+”：正调控；“-”：负调控）**

| 植物 | *WRKY* | ID No. | 活性成分 | 类型 | 结构基因 | 调控类型 |
|---|---|---|---|---|---|---|
| *Artemisia annua* | *WRKY1* | FJ390842，KC118517 | 青蒿素 | 倍半萜烯 | *CYP71AV1* | + |
| *Catharanthus roseus* | *WRKY1* | HQ646368 | 长春碱，蛇根碱 | 萜类吲哚生物碱 | *TDC*、*ZCT1*、*ZCT2*、*ZCT3* | + |
| *Coptis japonica* | *WRKY1* | AB267401 | 黄连素 | 苄基异喹啉生物碱 | *NCS*、*6OMT*、*CNMT*、*CYP80B2*、*4'OMT*、*BBE*、、*SMT*、*CYP719A1* | + |
| *Eschscholzia californica* | *WRKY1* | AF442389 | 血根碱、白屈菜红碱 | 苄基异喹啉生物碱 | *EcCYP80B1*、*EcBBE* | + |
| *Gossypium arboreum* | *WRKY1* | AY507929 | 棉子酚 | 倍半萜烯 | *CAD1-A* | + |
| *Panax quinquefolius* | *WRKY1* | JF508376 s | 人参皂苷 | 三萜 | *HMGR*、*FPS2*、*SQS1*、*SQE2* | + |
| *Papaver somniferum* | *WRKY1* | JQ775582 | 苄基异喹啉生物碱 | 苄基异喹啉生物碱 | *CNMT*、*6-OMT*、*4-OMT*、*NCS1* *NCS2*、*7-OMT*、*CYP80B1*、*SALAT reductase* | + |
| *Solanum lycopersicum* | *WRKY73* | NM001247873 | 单萜 | 单萜 | *SlTPS3*、*SlTPS5*、*SlTPS7* | + |
| *Taxus wallichiana* | *WRKY1* | JQ250831 | 紫杉醇 | 双萜 | *DBAT* | + |
| *Vitis vinifera* | *WRKY2* | AY596466 | 木质素 | 苯丙烷类 | *PAL1*、*C4H*、*C3'H*、*CCoAOMT5*、*CCoAOMT6*、*CAD19* | + |

## 三、结构基因和调控基因功能的研究策略和方法

### （一）突变体策略

一方面从中药材种质资源中寻找表型差异，例如某种中药材不同品种其有效成分含量差异显著，可以通过综合比较基因组学和代谢组学，寻找候选基因。另一方面，可以利用人工突变群体构建策略，通过对后代纯和突变体的筛选、成分差异检测、基因定位等获得候选基因。突变策略有几种：化学诱变法，以甲基磺酸乙酯（EMS）用得最多；生物突变法，主要以 T-DNA 插入突变和转座子标签法用得比较多。

### （二）基因克隆

由于药用动植物等遗传背景复杂，育种历史较短或没有育种历史，导致其活性成分生物合成途径结构基因的确定较难。基因定位方法，如图位克隆（map-based cloning）策略等在药用植物上采用的较少。生物的种、属之间编码基因序列的同源性高于非编码区序列，因此可以采

NOTE

用同源序列克隆策略获取中药活性成分合成途径结构基因和调控基因，特别是借鉴模式生物的同源序列来克隆药用动植物的基因。

### （三）利用药用植物毛状根体系挖掘基因的策略

由于毛状根体系生长可控、生长周期短、可人为调控培养条件，是中药活性成分生物合成相关基因挖掘的较佳体系，尤其与转录组学、蛋白组学、代谢组学相结合能获得大量有价值的候选基因。

### （四）异源和同源转基因策略

由于药用动植物基因遗传转化体系建立相对较难，可以采用异源表达策略，例如把候选基因在转化体系较成熟且具有类似化合物的动植物中表达，分析其活性成分的合成和积累情况，从而获得间接的功能信息。如果条件许可，把相关基因在本物种中表达，可直接获得基因的功能信息。

### （五）载体构建策略

主要有以下几种：①超表达载体，又叫组成型表达载体，也就是采用能在生物体内恒量稳定表达的启动子（例如 ACTIN 启动子，CaMV 35S 启动子）来控制基因的表达；②基因沉默表达载体，例如 RNA 干扰（RNAi）、MicroRNA 等；③诱导型表达载体，有些基因的超表达或沉默可能影响生物的生长发育或致死，该载体可在转基因生物特定时期通过诱导来研究其功能，同时又能保存相应的转基因生物。例如采用 IPTG 和雌激素诱导型启动子控制基因的表达。

### （六）基因组编程技术

目前主要有锌指（zinc-finger）蛋白体系，TELAN 体系和 CRISPR/CAS 系统。

### （七）中药活性成分的检测

中药活性成分生物合成相关结构基因和调控基因功能研究的核心是分析这些基因对活性成分合成积累的影响，因此中药活性成分的检测是基因功能研究的重点内容之一。目前主要采用色谱仪或多种色谱仪联合的方式检测中药活性成分，如液相色谱、气相色谱、质谱、液质联用、气质联用、核磁共振等方法，如果能结合放射性标记可能会更好。

### （八）其他分子生物学技术

该部分参考本书第二章。

目前，作为合成生物学研究的上游和基础，中药活性成分生物合成途径结构基因和调控基因的功能研究已经进入快速发展阶段，特别是基因编程技术、组学技术、成分检测技术的快速发展，使得该领域研究必将成为分子生药学领域的研究热点。

# 第三节　中药活性成分的体外培养

体外培养就是将活的生物体结构成分或活的微小个体放到体外环境中让其生存和生长的技术。中药活性成分的体外培养方法主要有细胞悬浮培养、毛状根培养与内生真菌生产。

## 一、细胞悬浮培养与毛状根培养生产活性成分

药用植物组织体外培养生产天然活性成分多采用悬浮培养细胞和 Ri 质粒转化的毛状根两种方式进行。

### （一）细胞悬浮培养生产活性成分

**1. 细胞悬浮培养概述** 细胞悬浮培养（cell suspension culture）是指将单个游离细胞或小细胞团在液体培养基中进行培养繁殖的技术。植物细胞在培养过程中必须保持良好的分散状态。细胞悬浮培养为药用植物细胞生产次生代谢物和进行生物转化开辟了新的途径。

**2. 细胞悬浮培养生产活性成分的方法**

（1）*细胞株的构建* 从植物材料诱发愈伤组织，将愈伤组织进行单细胞分离，筛选优良的单细胞无性繁殖系，细胞株诱变及保存等。

（2）*扩大培养* 筛选得到的优良细胞株，经多次扩大繁殖，获得大量培养细胞，为大型生物反应器培养提供原料。

（3）*大型生物反应器培养* 将优良细胞株扩大繁殖后，接种到大型生物反应器，进行半连续和连续培养，生成植物次生代谢产物。

（4）*产物的提取和测定* 对次生代谢产物进行提取和测定。

**3. 影响细胞培养生产活性成分的因素** 影响细胞培养生产活性成分的因素分为培养环境的内在因素（包括营养成分、生物及非生物元素、pH、通气及混合程度、与接种有关的因素）和培养环境的外部因素（如剪切力、搅拌频率、温度和光等）等。

（1）*培养环境的内在因素*

①接种和诱导：外植体的大小影响诱导细胞的生长，进而影响次级代谢产物的生产能力，次级代谢产物的产率与外植体大小、细胞密度及营养成分密切相关。外植体的前处理亦可严重影响次级代谢物的累积方式。

②基本培养基元素组成：组成基本培养基的化学元素是愈伤组织和悬浮培养细胞生长的物质基础。

氮：植物细胞培养常用的培养基中通常含有两种主要的氮源，即$NO_3^-$和$NH_4^+$，但因植物种类和细胞系的不同，上述两种氮源对细胞生长表现出很大差异。

磷：低于基本培养基的含磷量常常导致次级代谢产物的累积，而磷缺乏又可导致生物量的大幅度降低，应综合考虑确定培养基的含磷量。

铜：铜元素具有邻-二酚、对-二酚和抗坏血酸氧化酶（ascorbate oxidases）活性基团作用，被认为是次级代谢产物累积的必要元素。在相对较高但又无毒的浓度下铜还可作为一种非生物诱导子使用。

③碳源：碳源通常以光自养培养中的$CO_2$或异养培养中的碳水化合物两种形式提供，其性质和数量往往对培养细胞的生物量有很大影响。植物细胞培养中使用最多的碳源是碳水化合物，对次级代谢产物的影响主要取决于所用碳水化合物的种类和浓度及其次级代谢产物的生物合成过程。糖是使用最广泛、作用最强的碳源。细胞干重和次级代谢产物的含量随糖浓度的提高而渐次增加。

④植物生长调节剂：植物生长调节剂在植物细胞培养中起着非常重要（或关键性）的作用。但由于植物材料和生理状态的差异，无一定的规律可循，必须通过仔细的实验才能确定合适的数量和种类。

⑤$O_2$和pH

$O_2$：悬浮细胞培养在生长过程为需维持其正常呼吸作用，可采用搅拌和通气方式，搅拌速

NOTE

度通常为120~160rpm/min，过快易导致细胞破裂；采用通气方式，一般使用含5% $CO_2$的洁净空气，通气量应适当，过多或过少均影响细胞生长及次级代谢产物的合成。

pH：最有利于培养细胞生长的pH在5~6。

⑥渗出物：在细胞悬浮培养后期，培养液中常含有各种代谢产物，如某些初级代谢产物和次级代谢产物以及某些酸性物质、醇类和水解蛋白或活性蛋白等。

（2）培养环境的外部因素

①温度：培养物中次级代谢产物产生的最佳温度为20~28℃。当培养温度与培养物正常生长所要求的温度相差很大时，可引起某些应激效应以及对次级代谢产物产生的激活作用。温度的变化尚可引起产物类型在质和量上的改变。

②搅拌频率：植物培养细胞的产率与发酵罐的搅拌速度有关，具体表现在发酵液中的溶氧浓度和机械搅拌对细胞所产生的剪切力上，但搅拌频率也不宜过小，如低于28rpm/min时，次级代谢产物的生物合成反应就有可能发生逆转。

③培养容器的影响：植物培养细胞次级代谢产物的产生可因为所用培养容器的大小和搅拌装置的不同而得到不同的结果。

④光的影响：对植物培养细胞来说，光是一个重要的影响因素。光照时间的长短、光质和光的强度对次级代谢产物，如黄酮、黄酮醇、花色素苷、挥发油等的累积都有一定的影响。

（3）诱导子　触发形成植物抗毒素信号的物质称为诱导子。根据细胞内或细胞外形成分为内源性诱导子和外源性诱导子；根据来源分为生物诱导子（biotic elicitors）和非生物诱导子（abiotic elicitors）。现多采用后者。生物诱导子和非生物诱导子在其量效关系上也有区别。

（4）两步培养法　培养基的组成是对细胞生长与次级代谢产物的形成最直接、最重要的影响因素。两步培养法（two-step culture或two-stage culture），即第一步使用适合细胞生长的培养基，称为“生长培养基”（growth medium），第二步使用适于次级代谢产物合成的培养基，称为“生产培养基”（production medium）。前者是为了实现细胞的高生产率，后者通常是具有较低含量的硝酸盐和磷酸盐，并含有较低的糖分或较少的碳源。

**4. 细胞培养生产活性成分的研究现状**　植物细胞培养的研究开始于1902年，Haberlandt在Schwann和Schleiden创立的细胞学基础上，提出了细胞全能性的观点。1956年，第一个应用细胞培养技术生产天然产物的专利诞生了。到目前为止，通过细胞培养研究过的药用植物超过400种，从培养细胞中分离到的次级代谢产品在600种以上，其中60多种药用植物代谢物含量超过或等于原植物的含量。许多药用植物如紫草、人参、黄连、毛花毛地黄、长春花、西洋参等的细胞培养已经实现工业化生产。

### （二）毛状根培养生产活性成分

**1. 毛状根培养概述**　毛状根培养技术是20世纪80年代后期发展起来的一项植物细胞培养新技术。它是将发根农杆菌*Agrobacterium rhizogenes*含有的Ri质粒中的T-DNA片段整合进植物细胞核基因组中诱导产生大量的副产物——毛状根（hairy roots），从而建立的毛状根培养系统。发根农杆菌是一种革兰阴性菌，能侵染大多数的双子叶植物、少数单子叶植物及个别裸子植物，诱发被感染植物的受伤部位长出毛状根。与植物细胞培养相比，毛状根培养具有生长速度快、激素自养、分化程度较高以及遗传性状相对稳定等优点。

**2. 毛状根产生的机制**　发根农杆菌之所以能诱发被感染植物的受伤部位长出毛状根，是

NOTE

因为它具有 Ri 质粒。Ri 质粒是发根农杆菌染色体之外的独立双链环状 DNA，一般在 180~250kb 之间，带有冠瘿合成酶基因。在 Ri 质粒上存在与转化有关的两个主要功能区，即 T-DNA 区（转移区）和 Vir 区（致病区）。Vir 区基因并不发生转移，但它对 T-DNA 的转移非常重要。当发根农杆菌感染植物时，Ri 质粒上的 T-DNA 可以转化并插入到植物细胞基因组中，其整合和表达的结果导致了大量毛状根的产生。

发根农杆菌 Ri 质粒有几种不同的类型，分别是农杆碱型、甘露碱型和黄瓜碱型。其中含有农杆碱型 Ri 质粒的菌株具有更广泛的宿主范围和更强的致根特性。经发根农杆菌侵染后，植物形成的毛状根经离体培养能够再生植株，而且许多植物的毛状根在离体培养条件下表现出次生代谢产物的合成能力，产物产量较正常植物及悬浮培养细胞要高。

常用发根农杆菌菌株有 ATCC15834、ATCC39207、G58PGV3296、A4、NCPPB2659、R1500、R1601、LBA9402、TR105 等，这些菌株中含有 Ri 质粒。农杆菌可在平板培养基上 4℃ 保存数月，而在-70℃低温冰箱中可长期保存。

**3. 毛状根培养生产活性成分的方法** 发根农杆菌 Ri 质粒是基因转移的天然载体，人们利用这种载体对植物进行转化，在发根农杆菌介导的转化实验中，作为受体的植物材料通常有下胚轴切段、茎切段、叶圆片、肉质根和块茎圆片、悬浮培养的植物细胞及原生质体等。其中茎与叶是使用最多，也最容易转化成功的外植体。

（1）常见的转化方法

①植物体直接接种法：将植物种子消毒后，在合适的培养基上进行萌发，长出无菌苗，然后取茎尖继续培养，等无菌植株生长到一定时期，将植株的茎尖、叶片切去，剩下茎秆和根部，在茎秆上划出伤口，将带 Ri 质粒的农杆菌接种在伤口处和茎的顶部切口处，接种后继续培养被感染的植株，经过一段时间培养，在接种部位产生毛状根。这种方法是最为简便的。

②外植体接种法：取植物的叶片、茎段、叶柄等无菌外植体，与农杆菌共同培养 2~3 天，将植物的外植体移到含有抗生素的选择培养基上进行培养，经过不断继代培养，农杆菌被杀死，转化细胞产生愈伤组织，并可诱导产生毛状根。

③原生质体共培养法：将愈伤组织按常规方法制备成原生质体，原生质体再生细胞与农杆菌混合，共同培养，农杆菌对原生质体进行转化，经过在含有抗生素的选择培养基上对转化细胞进行筛选，到转化细胞克隆，最后在分化的培养基上得到完整植株。

（2）发根农杆菌转化的基本程序 ①发根农杆菌菌株的分离与培养。②被转化植物的培养和切取。③发根农杆菌在外植体上的接种和共培养（cocultivation）。④诱导根的分离和培养。⑤转化体的确认和选择。⑥转化毛状根的植株再培养。⑦转化体的生物测定和分析。

诱导出的毛状根是否确为转基因产物还需鉴定。从形态水平上鉴定，毛状根不依赖激素快速生长，根多丛生、多分枝、多根毛、无向地性。通过检测毛状根中的 *rol* 基因，从组织水平证明 Ri 质粒中的 T-DNA 是否转移整合到植物细胞的核基因组上。冠瘿碱的测定也可作为毛状根的鉴定方法，因为冠瘿碱合成酶基因在发根农杆菌中并不能表达，它只能在植物细胞中表达。冠瘿碱的存在可作为植物细胞转化的指标。

**4. 毛状根培养生产活性成分的研究现状** 用发根农杆菌转化药用植物形成的毛状根增殖速度十分快，在许多药用植物上已取得成功。研究表明毛状根可表现出不同程度的原植物次生代谢产物的合成能力，应用发根培养技术生产的次生代谢物有生物碱类、苷类、黄酮类、醌

NOTE

类、多糖以及蛋白质（如天花粉蛋白）等。我国已在长春花、烟草、紫草、人参、曼陀罗、颠茄、丹参、黄芪、甘草和青蒿等40多种植物材料中建立了毛状根培养系统。目前美国、英国、日本、韩国、中国及加拿大等许多国家都对药用植物毛状根培养的基础理论进行大量深入的研究。据不完全统计，国内外已对26科96种药用植物进行了毛状根诱导研究，有些已经建立了稳定的毛状根培养系统。

毛状根具有细胞培养和一般器官培养所不能具备的优点，几乎所有由双子叶植物由根部合成的次生代谢物质都可以通过毛状根来生产，这一生物技术为植物有用成分的大量生产提供了新的途径，日益引起人们的关注。特别是毛状根运用于生物转化外源性底物时，其转化能力比悬浮细胞大大提高。但是，它也存在一些具体的问题，包括有些植物的毛状根难以诱导、除菌困难、容易愈伤化或玻璃化等，需要对农杆菌转化植物机制、影响转化的各种因素、转基因组织和器官培养的特点作进一步深入的研究来解决。

## 二、内生真菌生产活性成分

### （一）内生真菌的概述

**1. 内生真菌的概念**　内生真菌（endophytes）是指在真菌生活史的某一段使其生活在植物组织内，对植物组织没有引起明显病害症状的真菌，包括在植物组织生活史中某一阶段的腐生真菌、对宿主暂时没有伤害的潜伏性病原真菌和菌根真菌。植物与内生真菌的关系为互惠共生，一方面植物为内生真菌提供光合产物和矿物质；另一方面内生真菌的代谢物能刺激植物生长发育，提高寄生植物对生物胁迫和非生物胁迫的抵抗能力。

学者对内生真菌的关注开始于19世纪末，牲畜食用了含有内生真菌的牧草而中毒。1993年，Strobel等从短叶红豆杉 *Taxus brevifolia* Nutt. 的韧皮部中分离出一株能产生紫杉醇的内生真菌 *Taxomyces andreanae*，引起了国内外学者的极大兴趣。研究发现，植物内生真菌能够产生与宿主相同或相似的化学成分。植物内生真菌由于生活在植物体这一特殊的环境中，长期与植物相互作用，产生了特殊的化学物质，有利于植物生长。研究较多的是提高植物的抗逆性、产生具有抗癌、抗真菌等有潜在应用价值的次级代谢产物及内生真菌多样性等的研究。众多的药用植物野生资源种类将成为内生真菌的资源库，使其日益引起人们的广泛关注。

**2. 内生真菌的生物多样性**　内生真菌在植物体内是普遍存在的，几乎所有被研究过的植物均发现了内生真菌。植物内生真菌多以双核菌门子囊菌亚门中的核菌纲 Pyrenomyetes、盘菌纲 Discomycetes 和腔菌纲 Loculoascomycetes 及其无性态型组成，也包括一些担子菌和接合菌，主要分布于植物的叶鞘、种子、花、茎、叶片和根等细胞间，多数情况下，在叶鞘和种子中分布量最多，而叶片和根含量极微。内生真菌主要通过菌丝生长进入子房和胚珠，经寄主植物种子传播，或产生孢子，通过风、降水等途径传播。

内生真菌普遍存在于各种陆生和水生植物中，具有分布广、种类多的特点，由于植物种类、植物生活的环境、取样量及操作人员的技术等因素的差异在数量上从几十种到上百种不等。近年来，从许多重要的经济树木，如针叶类的各种冷杉及云杉、红杉、紫杉、松、柏等植物的树皮、枝叶内分离和鉴定出许多种内生真菌。内生真菌因其在种类和数量上的多样性将成为宝贵的真菌资源库，为从中发现新菌种和筛选有活性的代谢产物提供广泛的研究空间。

**3. 内生真菌的生物学活性**

（1）*促进宿主植物的生长发育* 内生真菌可产生某些促进植物生长的物质，如生长激素、细胞分裂素以及赤霉素等直接对宿主植物的生长发育起到促进作用。此外，内生真菌能够促进宿主对氮、磷等营养元素的吸收，也能够与病原菌竞争营养和空间或者通过直接产生一些拮抗物质的途径来对病原菌的生长起到抑制作用，进而达到促进宿主植物生长发育的目的。

（2）*增强宿主植物的抗逆性* 植物内生真菌能够增强宿主植物对生物胁迫及非生物胁迫的抗逆性，表现在抗旱性、耐高温性及抗虫害等方面。研究发现带有内生真菌的植物对害虫的拒食性和其他抗性源于内生真菌可以在寄主体内产生毒素，主要是生物碱类。

（3）*促进药用植物体内自身代谢产物的合成和积累* 在特定的环境和生理条件下，药用植物的内生真菌在入侵宿主后能胁迫宿主增强其体内次生代谢产物合成和积累。其机理为：内生真菌能够产生被称为内生真菌诱导子的一类物质，该类物质具有诱导药用植物细胞生物合成次生代谢产物的作用。在药用植物与内生真菌的相互作用中，内生真菌诱导子作为一种特定的化学信号，对药用植物代谢过程中某些特定基因的表达进行快速、专一地诱导，从而将特定的次生代谢途径活化，最终促进药用植物活性成分的生物合成和积累。

### （二）内生真菌生产活性成分的途径

**1. 产生与宿主相同或相似的化学物质** 基于内生真菌能够产生与宿主相同或相似化学成分这一观点，人们从具有抗癌活性的植物入手，进行了内生真菌代谢产物分析并得到了有价值的成果。目前从内生真菌代谢产物中筛选出的抗癌物质有紫杉醇类、鬼臼毒素、长春新碱、球毛壳甲素等。

宿主植物与其内生真菌由于长期的共同生活，关系十分密切，它们之间的相互影响是很大的。很多实例已证实，寄主植物与其内生真菌之所以具有相同次生代谢产物合成途径，是由于获得了相关基因的直接传递，这种传递可以发生在“共生生物-寄生”或“寄生生物-寄主”的相互作用过程中；更直接的原因是在共同生活的环境中，经长期直接接触而传递吸收遗传物质。

内生理论认为，次生代谢过程中生物化学途径的连续演化会导致有益物质进入共生体中，其基本的生化过程信息有时还会传递到其他生物中。在生物早期的系统发育过程中，一些具有完全互补的遗传特性或参与代谢过程的其他整个生物，被认为可组合进真核细胞并发育成线粒体和叶绿体。在共生体内，一旦次生代谢中有生化途径出现，它就能被其他生物所利用，表现出相互作用和“协同进化”。有的真菌激素，包括有性生殖过程中的一些激素，其化学结构与哺乳动物的某些细胞调节机制即是从微生物协同进化而来。

微生物具有易进行工业化生产，易诱变提高有效产物含量，发酵产物较植物成分单一，有效成分容易分离等优势。因此可从内生真菌中提取单体代替从植物中提取，以解决许多中药作为资源植物而被大量采伐引起的资源和生态危机，对濒危药用植物的资源保护也起到了积极作用。可见在数量众多的中药中寻找能够产生与宿主具有相同或相似成分以及具有相似药理作用成分的内生真菌具有深远意义。

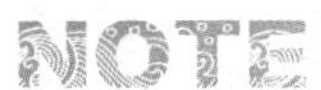

**2. 促进宿主某些代谢产物的形成和生长** 内生真菌在与植物协同进化的过程中，不但自身能够产生特殊的化学物质，还能诱导宿主植物某些代谢产物的形成和生长；这在药用植物中

表现得尤为明显。从柬埔寨龙血树茎干中分离到的内生真菌接种于活体龙血树，发现其中的4种镰刀菌参与了对血竭的形成和积累。由此可见，将植物内生真菌接种于特殊中药（一般选取与微生物关系密切的中药），可以提高中药活性成分含量和产量，克服传统中药活性成分含量低的问题和资源不足的限制，是传统中药生产向高质量、高产量的现代中药生产发展的新途径。

### （三）内生真菌在中药活性成分生产中的应用

从内生真菌资源来获取药用活性成分突破了药用植物资源产量低、周期长及不可再生等诸多因素限制，对保护药用植物资源和生物多样性有着积极作用。由于内生真菌的次生代谢产物的多样性，因此其是寻找活性成分、发现结构新颖化合物的理想资源。内生真菌在生物碱类、香豆素、木质素、蒽醌等中药活性成分的合成中均有应用。

**1. 生物碱类**

（1）*紫杉醇*　紫杉醇是从短叶红豆杉树皮中分离的一种二萜类生物碱，具有独特的抑制微管解聚和稳定微管的作用，对卵巢癌、乳腺癌、肺癌、食道癌、前列腺癌以及直肠癌均有特效，是目前从植物中发现的最重要的抗肿瘤药物之一。1993年，美国Strobel等人首次从短叶红豆杉的树皮分离出200多种微生物，其中就有一种内生真菌 *Taxomycesan dreanae* 能产生紫杉醇，这为微生物发酵法生产紫杉醇，以解决紫杉醇药源危机提供了新途径。

（2）*长春新碱*　长春新碱是有效的抗癌药物之一，一般用于治疗白血病和恶性淋巴瘤等病。长春花茎皮中分到一种能产生长春新碱的内生真菌（97CG3）；南巍山长春花茎皮中也分离到一株能产生长春碱的内生真菌，该菌株属交联孢属 *Alternaria* sp.。

（3）*胞松素类物质*　一些内生真菌如炭角属、茎点霉属、炭团菌属等是产生生物碱特别是胞松素类化合物的代表真菌，胞松素既具有抗肿瘤活性，又具有抗菌活性，但因其细胞毒性很强，目前还未被开发成药物上市。从传统中药雷公藤中分离了一种内生真菌 *Rhinocladiella* sp.，发现其产生三种结构新颖的具有抗肿瘤活性的胞松素类物质。

**2. 香豆素类**　从野茼蒿的内生真菌 *Geotrichum* sp. 中分离到3个新的香豆素衍生物，具有抗疟疾、抗结核和抗菌活性。从尖瓣海莲、南海红树和紫玉盘等内生真菌中分离出5种新的异香豆素类化合物。

**3. 木质素类**　鬼臼毒素是存在于鬼臼毒素植物中的一类天然木质素，是合成多种抗癌药物的前体，其糖苷衍生物 etoposide 和 teniposide 毒性低，对小细胞肺癌、淋巴癌等多种肿瘤疾病均有很好的疗效，被美国FDA批准上市。从桃儿七茎中分离到一株能产生鬼臼毒素的内生真菌，南方山荷叶和川八角莲中也分离到产生鬼臼毒素的内生真菌。

**4. 蒽醌类**　从冷杉内生真菌 *Hormonem adematioides* 中分离得到萘醌类化合物 rugulosin 和苯醌类化合物均具有杀虫活性。从唇形科薄荷茎的内生真菌 *Stemphylium globuliferum* 中分离到5个新的蒽酮类化合物，其中有一对二蒽酮异构体 alterporriols G 和 H 的混合物对小鼠淋巴瘤 L5178Y 细胞有较好的细胞毒活性，同时对20种激酶均具有程度不同的抑制活性。

内生真菌与中药资源开发有密切关系，中药的成分形成、种植、抗病性、道地性可能都与内生真菌有密切的关系。

NOTE

## 三、活性成分的生物转化

### （一） 生物转化的概念及特点

**1. 生物转化的概念** 生物转化（biotransformation、bioconversion）是指利用生物体系（包括细菌、真菌、植物组织、动物组织培养体系）以及它们所产生的酶对外源化合物进行结构修饰而获得有价值产物的生理生化反应，其本质是利用生物体系本身所产生的酶对外源化合物进行酶促催化反应。

**2. 生物转化的特点** 与化学修饰相比，中药活性成分的生物转化具有以下特点。

（1）可进行各种生物转化反应 由于生物体系中酶的种类繁多，代谢类型丰富，可进行各种生物转化反应，如氧化、还原、酯化、水解、环化等。

（2）对立体结构合成上具有高度的专一选择性 生物转化反应是一种酶的催化反应，对底物作用时，具有高度的立体结构选择性。包括化学结构选择性和非对映异构体选择性，并且有严格的区域选择性、面选择性和对映异构体选择性。可顺利完成一般化学合成、修饰难以实现的反应，而对中药活性成分的特定基团或结构进行修饰、改造。

（3）反应条件温和、低能耗、高效率 生物转化大多是在室温、中性环境中作用，无需高压、强热等苛刻条件，减少了产物分离、异构、消旋和重排反应，反应底物不需要基团保护，特别适于不稳定化合物的制备。生物转化反应的本质是酶催化反应，在最适条件下，酶能在1秒钟内使$10^2$~$10^6$个底物分子转变为产物。

（4）减少反应步骤 利用生物反应本身含有的多种酶、复合酶、多酶体系，或通过酶合成基因构建得到的基因工程菌，可以将几步催化反应在一次反应中完成。

### （二） 生物转化系统

在天然药用化学成分的生物转化研究中，用于生物转化的生物体系一般为微生物、植物细胞或组织器官培养物，以及由之而来的纯酶或粗酶制剂、海洋微藻和一些昆虫。

**1. 微生物及其酶制剂** 微生物转化是以细菌、霉菌等微生物为体系对外源底物进行结构修饰的化学反应，其实质是利用微生物体内的酶对外源化合物进行催化反应。微生物种类繁多，分布广，繁殖快，易变异，对自然环境的变化有极强的适应能力，含有丰富的酶。利用微生物及其产生的酶进行生物转化能够产生许多具有活性的化合物。此方法具有生物量倍增、时间短、微生物基因操作方法已广泛建立等优点而为人们广泛接受，是生物转化研究中最常用的生物体系。

**2. 植物细胞或组织器官培养物** 与微生物相比，利用植物培养细胞进行药用化学成分的生物转化研究要晚得多，最早可追溯到德国 Reinhard 等关于洋地黄强心苷的羟基化反应的报道。运用植物培养体系进行生物转化的天然产物的种类也较多，较为常见的为羟基化反应和糖基化反应。

**3. 海洋微藻** 海洋微藻是光合自养型的生物，不需要任何有机成分作为能源物质，因此，微藻的大规模培养理论上要比细菌、酵母及丝状真菌更经济、简单。20 世纪 90 年代，科学家们开展天然产物的微藻生物转化研究，用于萜类等化合物的结构修饰。

**4. 昆虫的幼虫** 由于昆虫是一类动物，利用昆虫的幼虫作为生物转化体系除能得到活性化合物外，还可以作为药物的一个代谢模型，模拟药物在动物或人体内的代谢途径，也能为药

NOTE

物代谢研究提供帮助。采用鳞翅目昆虫幼虫进行了萜类化合物和木脂素类化合物的生物转化研究，所用的试验方法为：将底物和食物一起搅拌均匀后喂养昆虫的幼虫，一定时期后收取粪便进行提取分离得到转化产物。

### （三）生物转化的方法

**1. 转化体系的建立及培养**

（1）*用微生物作为催化剂进行生物转化反应*　微生物转化就是利用微生物代谢过程中产生的酶催化底物发生的生化反应。微生物细胞的增殖比植物细胞更快，基因转化表达、基因重组、原生质体融合比动植物细胞更容易成功，所以整个过程可以实现自动化、连续化，且转化效率更高。

（2）*利用生物体系中的游离酶进行生物转化*　游离酶应用于手性化合物的生物转化可以分为两类：一类是将外消旋体拆分为两个光学活性的单一对映体，另一类是从外消旋体或前体出发，通过催化反应得到不对称的光学活性产物。生物转化法生产手性药物是利用酶的对映体催化专一性，可以替代传统的化学生产，从而简化工艺流程，提高产量和纯度。

（3）*植物组织细胞培养转化体系*　任何具有完整细胞核的植物细胞，都拥有形成一个完整植株所必需的全部遗传信息和发育成完整植株的能力，这就是植物细胞的全能性。因此，理论上讲，植物培养物都具有转化外源化合物的能力。利用植物细胞培养系统进行的生物转化主要包括以下三个方面内容：用植物悬浮细胞作为催化系统进行生物转化反应；用固定化植物细胞作为催化系统进行生物转化；用毛状根培养物作为催化系统进行生物转化。

**2. 转化体系的筛选**　对于一个天然产物，在进行生物转化之前，首先应进行大量生物转化体系的筛选，以确定对该化合物转化能力最强的植物培养细胞或微生物菌株。在研究一个生物转化过程中，需要考虑诸多方面的原因，如转化底物的选择、生物转化体系对不同底物转化能力的考察、转化路线或转化反应的选择等。其中最主要的是寻找适合所设计转化过程的生物转化体系，以及如何来提高这种转化体系的转化能力，即提高相关酶的产率与活力。

**3. 生物转化的影响因素**　生物转化本身是一个酶促反应，它受到诸多因素的制约，如转化时间、温度、底物添加方式、酶的诱导剂、抑制剂以及生长调节剂的加入等都对转化有一定的影响。

（1）*转化反应的时间和温度*　酶催化反应，都有一个最佳的反应时间，时间过短转化不完全，时间太长生物体衰老从而导致酶的活力下降甚至失活。转化时间因转化反应的种类、生物体生长速度和酶的活性不同而有所差别，可以利用现代仪器分析手段，进行动态检测来获取一个最佳的转化时间。同样，温度也影响着酶的催化能力。通常，最为简单的选择转化温度的方法就是根据生物体系的生长状态即生物体的最适生长温度。

（2）*底物添加方法*　一般的生物转化研究过程是先将所使用的生物体系接种于培养液中进行预培养，调节生物体的生长状态，使其中的酶系具有较高的反应活性，然后投加底物。底物以固体粉末形式加入，也可加入适量溶解剂溶解后加入。有机溶剂在培养液中的终浓度一般不宜超过1%，以免影响酶的活性。底物的添加量一般为每升培养液中加入30~100mg。

（3）*酶诱导剂的使用*　酶可分为组成酶和诱导酶两类，组成酶是在细胞的生长过程中产生的酶类，并参与生物体自身的新陈代谢；而诱导酶只有在加入一定的诱导物后才会产生或明显地增加。对于酶组成来说，参与生物转化的酶量主要与生物体的数量和生长状态有关。诱导

NOTE

酶则除了与生物量有关以外，还与酶诱导剂的使用直接相关，通常是在对数生长前期加入较为合适。外源性底物对转化酶多具有诱导作用，在培养基中预先加入微量的底物进行酶诱导可以提高转化效率。

（4）*酶抑制剂* 在确切了解参与转化的酶系统性质后，可以适当加入抑制剂来抑制转化过程中的副反应，以保证获得足够的目标产物。

（5）*其他影响因素* 转化液的 pH、光照、通气量和培养基的选择等培养条件均会对转化效率产生较大影响。

**4. 生物转化产物的检测、提取、分离及鉴定**

（1）*转化产物的检测、分析* 灵敏、快速、简便的次生代谢产物的检测分析手段对于生物转化的研究必不可少。生物转化反应过程中底物的减少或产物的增加可用薄层色谱法、高效液相色谱法、气相色谱法、液质联用、气质联用等分析技术进行跟踪分析。根据分析结果可以判断不同转化体系的转化能力，不同底物浓度及添加方法、转化时间、温度、诱导剂或抑制剂的加入对转化反应的影响，以建立生物转化反应的最佳条件。

（2）*转化产物的提取、分离及鉴定* 一般先将生物细胞与转化液分开，常用离心或抽滤法，若用固定化细胞转化法则可省去此步骤。再用有机溶媒从滤液中萃取转化产物，萃取的粗品需经进一步分离纯化才能得到纯品。常用的方法有重结晶、色谱法等，以除去副产物、细胞组分等微量杂质。其中最常用的是色谱分离方法，根据化合物的理化性质不同，可采用分配色谱、吸附色谱、离子交换色谱、分子排阻色谱（凝胶过滤色谱）等。也可采用各种制备色谱，如制备型高效液相色谱、中压色谱、低压色谱等。由于转化底物的结构是已知的，鉴定转化产物的结构相对容易。一般采用现代波谱学方法，如核磁共振波谱、质谱、紫外光谱、红外光谱、旋光谱等进行产物的结构鉴定。

### （四）生物转化在生产中药活性成分中的应用

中药的生物转化反应自古就有，并已成为目前分子生药研究领域的热点。在开展的生物转化研究，已进行萜类与甾体类、苯丙素及酚类、生物碱类等化合物的生物转化。

**1. 萜类与甾体化合物** 在目前研究中，可进行生物转化的萜类与甾体化合物有蟾蜍甾烯、雄甾烯二酮、莪二酮、人参皂苷、紫杉醇等。

**2. 苯丙素及酚类化合物** 广义的苯丙素及酚类是指具有 C6-C3 结构，以及具有酚羟基的化合物，包括木质素、黄酮、香豆素、蒽醌等。在目前研究中，可进行生物转化的苯丙素及酚类化合物有沙棘叶中的黄酮、大黄蒽醌、鬼臼毒素、红景天苷、熊果苷等。

**3. 生物碱类化合物** 在目前研究中，可进行生物转化的生物碱类化合物有四氢帕马丁、喜树碱、乌头碱、麻黄碱等。

传统中药中部分活性成分单体的药理作用及机制已十分明确，并广泛应用于临床。但目前的工业化生产主要依靠从植物中直接提取或化学合成获得。从植物中直接提取的方法大多劳动强度大，产量小，污染严重，且易造成生态环境失衡。而化学合成通常合成条件严格、产物成分复杂，且大多数中药活性成分具有光学异构活性，化学合成得到的消旋体分离困难、成本高。以成本低、简单易得的中间体为底物，通过生物转化生产获得这些活性成分，或得到化学合成中的关键中间体，结合化学合成工艺，生产中药活性成分可能是解决中药活性成分单体工业生产的理想途径。随着生物科学的进一步发展，特别是固定化细胞、固定化酶、原生质体融

NOTE

合、诱变和基因重组等生物技术手段的发展，生物转化应用于中药活性成分的生产将迎来更美好的前景。

# 第四节　中药活性成分的异源生产

## 一、中药生物合成概述

### （一）合成生物学的概念

合成生物学（synthetic biology）是在系统生物学研究的基础上，引入工程学的模块化概念和系统设计理论，以人工合成 DNA 为基础，设计创建元件、器件或模块，以及通过这些元器件改造和优化现有自然生物体系，或者从头合成具有预定功能的全新人工生物体系，从而突破自然体系的限制，实现合成生物体系在化学品（包括材料、能源和天然化合物）制造、医学、农业、环境等领域的规模化应用。因此，合成生物学是基于系统生物学的遗传工程和工程方法的人工生物系统研究，它以天然生物系统的结构和功能为基础，按“元件-模块-系统”的方式，通过生物元件的挖掘、设计和构建模块及系统化，进而重构自然界中不存在的生命系统来解决能源、环保、健康和材料等问题。

### （二）合成生物学的发展简史

合成生物学一词最早出现于 1910 年，由法国物理化学家 Leduc 提出，由于当时人们对分子生物学和基因工程等的认知水平不足，合成生物学只停留在概念水平。随着 DNA 双螺旋结构、细菌质粒、DNA 酶类和 DNA 重组的研究，大大促进了合成生物学的发展，例如 Jacob 和 Monod（1961）对大肠杆菌乳糖操纵子的研究，解析了原核生物基因的结构，为工程菌的开发奠定基础。波兰遗传学家 Waclaw Szybalski 认为合成生物学是一个不受限制和无限潜力的研究领域，能把控制因子等整合到现有基因组，或组建新的基因组。随着 20 世纪 70 年代重组 DNA 技术以及 80 年代高通量组学技术的快速发展，构建人工生物系统逐渐成为可能，人们对合成生物学也有了更深的认识。因此，Hobom（1980）将合成生物学定义为利用重组 DNA 技术对细菌进行基因工程改造。2000 年在 *Nature*（《自然》杂志）发表的 2 篇文章促进了合成生物学的发展，这些文章主要讨论在大肠杆菌中建立第一个人工合成基因振荡器和人工双稳态基因调控网络，标志着合成生物学作为一个新的领域正式产生。Cameron 在《合成生物学简史》一文中将合成生物学分为三个阶段：

第一个阶段：2000~2003 年，是基础发展时期，这个领域的经典实验与学科特色被建立。

第二个阶段：2004~2007 年，是快速发展时期，这个领域的研究范畴急速膨胀，但是在基因工程的进步方面却明显滞后。

第三个阶段：2008~2013 年，是加速创新和转变实践的新时期，在生物和药物等方面，新的技术和基因工程方法使之能够朝着实际应用方向前进。

2013 年以来，合成生物学的发展有了质的突破。高通量 DNA 组装（high-throughput DNA-assembly methods）技术，以及不断降低的基因合成费用加快了合成生物领域的发展速度和效率。人工合成的蛋白质骨架开始被用到最新的人工反馈回路当中，以便对酵母细胞中天然的有丝分裂原活化蛋白激酶信号通路（mitogen-activated protein kinase pathway，MAPK pathway）的动态行为进行可预测性调控。在多个独立进行的大肠杆菌实验中，这些人工合成的骨架也被用来对由两个组分构成的信号通路进行重建（reroute）。再例如，用于共定位与甲羟戊酸（mevalonate）生物合成通路相关的酶，提高葡萄糖酸（glucaric acid）的产量，减少有毒中间代谢产物的生成。合成生物学家们也开始使用网络化工程学技术（network engineering techniques）来解决一些基础问题，比如自然网络的形成、功能或进化可塑性等方面的问题。随着系统生物学及合成生物学的不断发展，其成果不断地与已有的工作相融合，使代谢工程学（metabolic engineering）也取得了飞速的发展。2013 年初，合成生物学在应用方面迈出了里程碑式的一步，开始应用于抗疟药青蒿素（artemisinin）的大规模工业化生产。比尔和梅林达盖茨基金会（Bill and Melinda Gates Foundation）通过 OneWorld Health 项目和 PATH（Program for Appropriate Technology in Health）项目给 Amyris 公司提供了资助，帮助他们人工设计了一条青蒿酸（artemisinic acid）合成通路，通过该通路在酵母细胞里就能够生物合成青蒿酸。值得关注的是，CRISPR-Cas9 系统介导的基因组编辑技术等新技术的诞生也会让合成生物学家们从更加整体的角度开展工作，更容易从全基因组的层面去改造生物系统。

### （三）中药合成生物研究的主要任务

中药药效成分多来源于药用植物次生代谢产物，如黄花蒿 *Artemisia annua* L. 中的抗疟疾成分青蒿素、麻黄 *Ephedra sinica* Stapf 中发汗平喘作用的麻黄素（ephedrine）等。当前药用植物有效成分的获取主要是从药用植物（野生或栽培）中直接提取分离，例如，在栽培的长春花 *Catharanthus roseus* 中提取长春新碱（vincristine，含量约 0.0003% 干重）。这种方法的弊端主要是次生代谢物含量很低、植物生长周期长、化合物纯化难、对生物资源（尤其是野生植物资源）可能造成严重破坏等。少数结构简单的天然产物，如奎宁（quinine）、肉桂酸（cinnamic acid）等能用全化学合成法进行直接合成，这样显著降低了生产成本，保护了中药资源可持续利用，然而大部分天然产物因有较多的手性中心而结构复杂，给化学全合成带来很大的阻力，如紫杉醇的化学全合成效率极低，不能满足工业化生产的要求。因此，如何获得这些代谢物生物合成途径，进一步利用生物合成策略来降低生产成本成为了科学家的不懈追求。

20 世纪 50 年代末，人们利用放射性同位素标记的前体喂饲药用植物，开始了药用植物活性成分生物合成途径的实验生物学研究阶段。后来，随着质谱、光谱和核磁共振仪等各种先进仪器设备的出现和使用，用结合放射性同位素标记的前体喂饲实验，使得药用植物活性成分生物合成途径的研究变得容易。自 70 年代以来，人们利用培养细胞或器官（如毛状根）来研究药用活性成分生物合成途径特别是活性成分生物合成途径中的酶，使得药用植物活性成分研究深入到蛋白质水平。进入 20 世纪 80 年代后期，国内外学者又把重点转移到药用植物活性成分生物合成相关基因的克隆、分离、特性分析和基因调控领域，如 1988 和 1989 年克隆了参与单萜吲哚生物碱生物合成早期步骤的西垂特斯定合成酶和色氨脱羧酶 cDNA 克隆，现在进行活性成分基因调控研究的植物有长春花、罂粟、紫草、青蒿、红豆杉、小檗、天仙子、蔓陀罗、颠茄、黑莨菪、喜树、蛇根木等数十种植物。估计现在已有 80 多种参与生物碱生物合成的酶被成功分离和鉴定。20 世纪 90 年代以后，药用植物活性成分基因调控研究也取得了进一步发展，一些结构极其复杂的药用植物活性成分生物合成途径及其基因调控的细节已逐渐被揭示，而且有些活性成分的人工调控已获得了初步的成功，

NOTE

显示出了本研究领域十分诱人的发展前景。

加州大学伯克利分校的研究人员将 ADS 和 CYP71AV1 及其 CPR 同时导入酵母，构建生产青蒿酸的工程菌，产量达到 153mg/L。麻省理工学院的研究人员，在大肠杆菌中生产紫杉醇前体紫杉二烯达到 1020mg/L；生产银杏内酯类前体左旋海松二烯达到 700mg/L。2014 年我国学者获得同时合成齐墩果酸、原人参二醇和原人参三醇的第一代“人参酵母”细胞工厂。在产业化应用方面，酵母中高效工业化生产青蒿酸，产量高达 25g/L，并经简单化学反应即可合成青蒿素；2013 年产青蒿素达到 35 吨，这种高效获取青蒿素的方法得到了 WHO 的批准；可以说，利用合成生物学方法获取青蒿素已基本实现产业化。

中药合成生物学研究主要是指人工改造生物合成途径生产中药活性成分，通过阐明并模拟生物体中药用活性成分的生物合成基本规律，人工设计构建新的、具有特定生理功能的生物系统（植物或微生物系统），实现中药活性成分的高效、定向培育或生产。目前，中药合成生物学研究已经成为分子生药学学科重点发展领域，通过合成生物学策略获取中药活性成分已被国际上认为是一种最有潜力的资源获取方法之一，也将是中药资源可持续利用的重要途径。中药合成生物学研究是以中药有明确活性的药用活性成分为目的，研究活性成分的生物合成途径及调控机制，发掘相关基因元件，人工改造或重新构建合成途径，为中药新药研究和工业化生产提供原料，从而减少传统中药材的消耗和保障中药材饮片和中成药的临床供应。中药合成生物学研究的主要研究任务包括：①药用活性成分生物合成基因元件克隆及鉴定；②药用活性成分生物合成途径解析及调控；③人工设计药用活性成分生物合成途径策略和关键技术；④适合药用活性成分底盘细胞的应用和开发；⑤药用活性成分异源生产等。

## 二、中药生物合成的研究策略及关键技术

### （一）基因元件的克隆

基因元件指具有特定功能的氨基酸或核苷酸序列，包括基础生物元件和核心生物元件。基础生物元件是遗传系统中最简单、最基本的生物积块（BioBrick），主要包括启动子、终止子、转座子、转录调控蛋白因子、核糖体结合位点（RBS）、质粒骨架等，可以在重建或制造生物反应系统或代谢途径的设计中与核心生物元件进一步组合成具有特定生物学功能的生物学装置。核心生物元件指编码特定酶或蛋白的功能序列，往往是构成基因回路或代谢途径的功能基因。如在青蒿素前体合成路径中的紫穗槐-4,11-二烯合酶（ADS）基因，丹参酮异源合成路径中的二萜合酶基因 *SmCPS* 和 *SmKSL*。这些元件共同构成合成生物学的元件库。

基础生物元件可以从自然界通过 DNA 克隆或者直接化学合成获得，也可以基于对天然元件的修饰、重组和改造从而得到突变人工元件。启动子是基因起始转录的地方，启动子的强度和类型可以控制基因的表达时间、空间和表达量。对启动子进行工程化改造可以构建一系列不同用途的人工启动子，实现对基因表达的精细调控。如通过改造毕赤酵母的诱导型启动子 *AOX*1 的转录因子结合位点从而得到 *AOX*1 突变启动子，提高了异源蛋白的产量和质量。人工终止子元件同样具有序列多样性，终止强度也不同。另外，RBS 是翻译的起始位点，使用不同序列的核糖体结合位点，能够在翻译层次对基因进行调控。目前已经收集和整理的基因元件中，基础生物原件仍局限于一些模式生物来源的典型元件如大肠杆菌来源的启动子、RBS 序列、报告基因等。

与中药合成生物学研究相关的核心生物元件的克隆处于起步阶段，紫杉醇、青蒿素、丹参酮、人参皂苷等药用植物活性成分的生物代谢路径中的功能基因已获解析，萜类、黄酮类、生物碱类家族异源合成路径的重建陆续展开。中药基因组及其相关研究的开展为中药活性成分异源合成提供了大量的候选元件和模块，如通过对药用模式物种赤芝 *Ganoderma lucidum* 进行全基因组测序和组装，发现了所有参与灵芝酸骨架合成的基因。但这些元件的筛选、鉴定和标准化依然是中药合成生物学研究的前提。

### （二）底盘细胞的选择与改造

异源合成是指在非来源物种或细胞中合成基因、蛋白或天然产物。以抗疟药物青蒿素为例，其来源物种为菊科植物黄花蒿，目前人们可以在大肠杆菌中工业化合成青蒿素，大肠杆菌即为青蒿素异源合成的底盘细胞。

几种常见的模式微生物，如大肠杆菌、酿酒酵母、枯草芽孢杆菌等已经被证明是非常有潜力的异源合成底盘细胞。它们均具备营养要求简单、生长速度快、遗传背景清楚、操作简便可靠、易进行大规模培养、工业规模生产有成熟模式可供参考等特征。因此，通过异源合成获得药用植物天然产物，无论在产量提高和质量控制上，均具有显而易见的优势。

**1. 大肠杆菌 *E. coli*** 因具良好的可操作性，大肠杆菌是目前最为广泛使用的天然产物异源合成宿主，几乎各大类天然产物都有大肠杆菌异源合成的成功报道。事实上，大肠杆菌自身所能提供的内源性前体数量较少，利用其作为底盘细胞合成复杂天然产物，需重建某些代谢途径。与真核宿主相比，大肠杆菌缺乏转录后修饰以及内质网及辅助的 P450 还原酶，使其难以功能性表达植物来源的一些蛋白（如细胞色素 P450 酶），而且大肠杆菌对密码子使用的偏好性与真核生物有很大不同。

**2. 酵母 *Saccharomyces*** 属于低等的单细胞真核生物，它既具有原核生物繁殖快、易培养、便于基因工程操作等特点，又具有真核生物所具有的蛋白质加工、翻译后修饰等功能，特别是与大肠杆菌相比更适合于植物细胞色素 P450 蛋白的功能性表达，因而作为天然产物的异源合成宿主有其独特的优势。用作异源合成宿主的酵母主要有酿酒酵母、毕赤酵母等。酿酒酵母是最早发展起来的真核表达系统，目前已完成全基因组测序，遗传背景比较清晰，遗传操作也已经系统化、标准化，容易进行异源合成。

**3. 枯草芽孢杆菌 *Bacillus subtilis*** 该菌是一种革兰阳性细菌，其基因组已经完全测序，且有一套成熟可靠的分子生物学工具来进行遗传及代谢工程改造。作为天然产物异源合成的底盘细胞，枯草杆菌有三大优势：一是其拥有合成某些类别天然产物关键前体的代谢网络，大大减少了重构合成路径的工作量；二是其革兰阳性菌细胞壁的特点是将外源天然产物分子分泌到胞外，有利于产物的回收；另外，枯草杆菌无密码子偏好性，能更好地表达来自于真核生物的基因。目前已发现枯草杆菌能生产多种天然产物，包括非核糖体多肽类、聚酮类和萜类等化合物。然而，作为异源宿主的枯草杆菌缺乏稳定的质粒载体，只能将天然产物合成相关基因直接整合到染色体上，但由此而得到的基因拷贝数较少，从而影响产物合成水平。此外，枯草杆菌具有显著的蛋白酶背景，可能会造成天然产物合成酶的过快降解。

**4. 蓝藻 *Cyanobacteria*** 作为最古老的原核生物，蓝藻可以进行光合作用，从而可以在最低限度的营养物质上生长，其适应能力强，可忍受高温、冰冻、缺氧、干涸及高盐度、强辐射等极端环境条件。使用蓝藻作为生物底盘，除生长温度、底物（兼养，固氮）、盐浓度等因素，还要考虑其基因组的特异性及基因工程操作时可利用的工具。蓝藻基因组特异性包括含有多拷贝的染色体（例如集胞藻 PCC 6803 拥有 12 个染色体拷贝），在基因敲除时需要进行几轮去除；胞内存在类囊体膜结构，含有高达 60%的天然色素——藻胆蛋白，蓝藻胞外有厚度不等的黏质鞘，因此在提取 DNA、RNA 和蛋白质时需要采用特殊方法。

**5. 链霉菌 *Streptomyces***　链霉菌属是发育最高等的放线菌，能产生抗细菌、抗真菌类抗生素以及范围广泛的生物活性物质，如免疫抑制剂、抗癌剂等，具有这些类别天然产物的前体代谢途径，是天然产物异源合成的理想宿主之一。天蓝色链霉菌 *S. coelicolor* 和除虫链霉菌 *S. avermitilis* 等已完成全基因组测序并建立起了标准的遗传操作规程，为天然产物的异源合成提供了便利。

**6. 其他异源宿主**　除了微生物底盘细胞合成系统，植物细胞如亚麻荠 *Camilina suneson* 也已经被开发用于药用活性成分的异源合成。亚麻荠在遗传上类似于模式植物拟南芥，基因组和转录组数据丰富，而且可以用简便的浸花法进行农杆菌侵染转化。因此，亚麻荠是理想的代谢工程平台，现在已成功利用其作为异源寄主在种子中合成出单萜、倍半萜、生物碱等药用活性成分。在重构合成路径过程中，将编码红色荧光蛋白的 *DsRed* 基因同时构建在载体中并导入，即可直接通过荧光检测出转基因种子。

目前，用于天然产物异源合成的宿主主要是各种细菌及真菌类微生物，尽管使用密码子优化合成基因和各种各样的蛋白质工程方法可以部分促进异源生物合成路径的功能性，但在微生物宿主中功能性表达药用植物基因仍然是一个充满挑战性的任务，如植物基因表达优化、蛋白质的翻译后修饰、亚细胞器定位等问题依然存在。此外，由于生物元件来源的多样性和底盘细胞自身次生代谢的局限性，通常需要对代谢网络进行重构或改造，从而实现外源基因在异源底盘中合成特定天然活性物质的目的。重构和改造既包括对现有的天然存在的生物系统进行重新设计以提高代谢效率；也包括构建新的基因元件和系统，创造自然界中尚不存在的合成代谢网络或人工生物体系。

### （三）代谢途径构建策略

在不同的底盘细胞中构建药用活性成分代谢途径，目前主要通过两种方式：一是在代谢途径深刻解析的基础上，对药用活性成分固有代谢途径进行转移、重构与工程化，这是中药合成生物学研究中主要的构建方式。这种方式所使用的基因元件为可拆卸的通用型元件，因此，既可以方便地进行优化，也能便捷地将其用于其他代谢途径的构建，将众多复杂的生物合成途径演变成可随时拆卸的工程化生物系统。第二种构建策略是全新药用活性成分合成途径的设计、筛选、组装与程序化，这种构建策略是根据药用活性成分的化学结构而设计的一条合成路线。根据这条合成路线从基因数据库中筛选出能参与设计好的合成路线的酶基因，并将这些酶基因导入底盘细胞中，在底盘细胞中组装成一条新的药用活性成分的生物合成路线。

不管哪种构建方式都需要将不同的基因元件、甚至是完全不同源的序列按照目的产物的生物合成路径有序地组装（assemble）起来，实现预期的生物功能。代谢途径的构建，是中药合成生物研究的关键环节。在这一环节，一方面要发挥主观能动性，能够像拼接电路一样随意拼接没有生物亲缘关系的基因元件；另一方面要实现可重复性，统一的规范可以令所有的基因元件在不同情况下都可以使用。合成生物研究者不断更新策略，以期最大化满足这两方面的要求。

**1. 多克隆位点法** 该法是依托载体质粒上的多克隆位点（multiple cloning site，MCS），实现单个基因元件的插入，利用二者相同的黏性末端连接成环得到新质粒，转化入大肠杆菌感受态细胞。该法适用于转移单个或少数基因调控元件或基因，当待转移的基因元件数目很大时，尤其是要组装一套完整的代谢途径时，限制性内切酶的选择就变得困难起来。

**2. BioBrick Assembly** BioBrick（生物砖）顾名思义，可以使基因元件标准化、模块化，以实现像砖头一样随意组装契合。BioBrick Assembly 最大的优势在于能够利用一对同尾酶实现多个 DNA 片段的组装，大大减少了所使用的限制酶种类。且几乎所有序列本身不含所用同尾酶的基因元件都可以“BioBrick 化”，使扩增和组装过程标准“流程化”，反应体系统一化，以实现基因元件的快速重复利用。

**3. Gibson Assembly 体外同源重组拼接法** Gibson Assembly 利用 5′核酸外切酶、聚合酶以及连接酶的协调作用在体外将多个带有重叠序列的 DNA 片段组装起来。具有 20~80bp 末端重叠序列的、等摩尔量的两个或者多个双链 DNA 片段经核酸外切酶酶切后，DNA 双链中的一条链的部分碱基被切去，在两 DNA 片段之间暴露出互补的黏性末端，使待拼接的两片段的重叠区之间可以通过退火而互补，然后在 DNA 聚合酶和 DNA 连接酶的作用下将缺口补齐，实现片段间的连接而获得目的产物。

### （四）合成工艺系统优化

为提高目的产物产量，通常需对目的产物的生物合成途径或代谢流进行工艺优化，可以分为局部水平优化、合成路径水平优化、基因组和群体水平优化三个层次。

首先，目的产物的合成效率依赖于多个层次的多个因素，从基因水平到蛋白质水平，从合成路径到代谢流。局部水平优化通常是指对整个合成体系中某一个限制性因素的调节优化。对编码限速酶基因的优化可以通过增加基因拷贝数、启动子修饰、密码子优化、基因替换、调节转录活性等方法进行。如在黄酮类化合物合成代谢路径中通过表达来自于发光杆菌的乙酰 CoA 羧化酶（ACC），从而增加细胞内丙二酰 CoA 含量，可使宿主大肠杆菌中乔松素和柚皮素的产量分别从 0.75mg/L 和 0.45mg/L 达到 429mg/L 和 119mg/L。通过蛋白融合、构建人工蛋白支架、酶的细胞器定位等可以优化蛋白作用距离从而提高目标产物合成效率。在酵母寄主中融合 4-香豆酰-CoA 连接酶和芪合酶可使白藜芦醇产量提高 15 倍。对于多个酶催化的顺序反应，则可以通过构建 DNA/质粒支架、RNA 支架或蛋白支架的方式组装异源蛋白，通过改善酶浓度或利用环境优势提高异源代谢效率。

其次，生物体内的代谢是互相联系、错综复杂又协调统一的网状结构，生化合成过程往往带有分支。通常将目的代谢产物称为主产物，而将其分支合成代谢路径的产物称为副产物，合成副产物的路径称为竞争代谢路径。在一定转化率下，主副产物之和是一个常数，副产物的减少必然带来主产物的增加。合成路径水平优化即通过优化或平衡多基因控制的代谢途径促进主产物合成，抑制副产物竞争。从代谢工程角度，生物合成前体的利用是决定次级代谢产物产生率的一个关键因素。提高前体供应可以直接增加进入药用活性成分生物合成途径所需底物的绝对总量，或者通过优化或平衡多基因控制的代谢途径增加前体的相对供应量。由多种含碳底物如脂肪酸、单糖或蛋白质等分解代谢而产生的前体都是由初级新陈代谢所提供，一些关键的酶可以通过主要碳代谢的代谢网络调节碳通量，对这些关键酶进行鉴定和遗传操作，可以增加特定前体的利用率。在前体物过于昂贵或无法获得的情况下，则需要开辟不需添加前体的新路

NOTE

径，绕过原植物的合成路径。如在异源合成类黄酮时，按其自然次生代谢路径均需添加昂贵的苯丙酸或苯丙氨酸前体，新开发的大肠杆菌寄主系统则回避了这个问题，利用3-脱氧-D-阿拉伯庚酮糖酸-7-磷酸合成酶（DAHPS）、分支酸变位酶（CM）和预苯酸脱水酶（PDT）以葡萄糖为前体添加物，将其转变为苯丙酸，大大降低了成本。降低竞争代谢途径是提高目的产物产量的另一个有效策略。将那些竞争代谢途径中的基因作为靶基因，利用基因敲除、反义RNA或RNA干涉等技术方法敲除靶基因或降低靶基因的表达水平，切断支路代谢途径或降低支路产物的产生，从而改变代谢通路，使代谢流向目的产物积累方向进行。上文中提到的增加黄酮类化合物产量的另一个策略即抑制其竞争代谢路径，通过抑制 *FabB* 和 *FabF* 基因表达最小化丙二酰 CoA 流向脂肪酸的合成路径，从而最大化进入黄酮类化合物合成路径，乔松素和柚皮素的产量可以提高到710mg/L 和 186mg/L。

一些复杂中药化合物如紫杉醇需要经过多个生化步骤合成获得，对异源细胞来说，繁重的酶和产物代谢负担是一个巨大的挑战。可以通过基因组或群体水平平衡和调控整个代谢系统增加目的产物合成。在番茄红素的异源生物合成中，引入基于启动子的人工调节子 *glnAp*2 控制两个限速酶 IDI（IPP 异构酶）和 PPS（磷酸盐合成酶）的表达，缓解系统代谢失衡和生长迟滞的同时大大提高了番茄红素产量。随着全基因组数据集和大代谢模型不断扩大的可用性，系统优化的重点已经从单基因操作转移到全基因组的改变，通过对细胞全局转录机制的调控改造，不但能增加细胞对产物耐受性（中药药用活性成分大多对细胞有一定毒性），还有利于整个细胞网络的协调，增加目的产物的合成。如利用全基因组转录相应阵列技术在宿主大肠杆菌中筛选到法尼烯焦磷酸（FPP）诱导型启动子，降低 FPP 毒性的同时实现了 FPP 前体供应和生物合成的平衡，显著提高了紫穗槐二烯的产量。

另外，由于次级代谢物的产生过程受许多理化因素的影响，包括养分供应、氧气浓度、温度和 pH 的影响，因此在工业发酵中可以通过控制和优化这些因素，达到提高代谢产物产量的目的。合成工艺的系统优化还可以利用生物信息学进行代谢流控制分析，从而提高底盘细胞次生代谢合成工艺。

## 三、合成生物研究异源生产中药活性成分

1. 在生物合成途径完整解析的基础上，异源生产中药活性成分主要包括三个方面。

（1）*中药活性成分生物合成途径组装*　在天然产物细胞工厂构建过程中，常涉及代谢平衡优化以获得更高目的产物合成效率，而中药活性成分生物合成途径快速组装是代谢平衡优化的技术保障，是中药合成生物研究的关键环节，在这一环节，一方面要发挥主观能动性，能够像拼接电路一样随意拼接没有生物亲缘关系的基因元件；另一方面要实现可重复性，统一的规范可以令所有的基因元件在不同情况下都可以使用。

（2）*底盘细胞选择及外源途径整合*　与普通异源宿主不同的是，用于合成生物研究的底盘细胞应具备生长快速、遗传操作简单、易于大规模培养、工业化控制简便等特征。近年来被广泛使用的异源合成底盘细胞主要为微生物，如大肠杆菌、酿酒酵母、枯草芽孢杆菌等，随着研究的深入和广泛，具有精细的调控系统、能通过光合作用获得代谢前体物质的植物系统也将被开发为合成某些特定类型化合物的底盘系统，如以烟草细胞构建底盘细胞异源合成青蒿素等特异代谢物。合成生物研究中的 DNA 组装技术主要包括：从寡核苷酸到基因的组装；从元件到

NOTE

功能基因的组装；从基因到生物途径的组装；基因组合成。不管哪种构建方式都需要将不同的基因元件（甚至是完全不同源的序列）按照目的产物的生物合成路径有序地组装起来，实现预期的生物功能。

（3）中药活性成分细胞工厂生产　通过发掘生药活性成分生物合成关键基因，采用合成生物研究策略，优化中药活性成分代谢途径，设计和改造微生物菌株等手段，实现中药活性成分高效、高纯、大规模工业化生产。研究对象一般是天然药物体内存在的对人体生理活性有影响的物质，具体地说就是天然药物中有明确生物活性的药用活性成分，包括萜类化合物、黄酮类化合物、酚酸类化合物和生物碱类化合物等。

**2. 次丹参酮二烯的异源生产**　我国的传统中药丹参 *Salvia miltiorrhiza* Bge. 是唇形科鼠尾草属植物，丹参酮是丹参中主要的脂溶性成分。丹参酮属于松香烷类去甲二萜化合物，其生物合成途径主要包含三个阶段：①萜类化合物早期合成，中间体 IPP 和 DMAPP 的合成；②中期化合物 GGPP 及烯萜的生成；③二萜化合物的直接前体物质的形成及其催化修饰到结构多样的二萜化合物。次丹参酮二烯（miltiradiene）为丹参酮重要的前体物质，研究表明 *SmCPS* 和 *SmKSL* 基因是控制合成丹参酮的骨架化合物——次丹参酮二烯（miltiradiene）生物合成的两个关键酶。研究二萜合酶之间相互作用，发现 *SmCPS* 和 *SmKSL* 的活性位点距离影响次丹参酮二烯的产量。通过生物合成途径组装、在酿酒酵母基因组中整合代谢途径，构建次丹参酮二烯细胞工厂及发酵，结果发现在酿酒酵母中 *SmCPS*、*SmKSL*、*BTS*1（GGPP 合酶）、*ERG*20（FPP 合酶）能明显的提高次丹参酮二烯的产量并减少副产物含量。此外，研究表明二倍体菌株的萜类次级代谢产物含量大于单倍体。构建的二倍体菌株在 15L 的生物反应器中次丹参酮二烯的含量达到 365mg/L（图 4-6）。

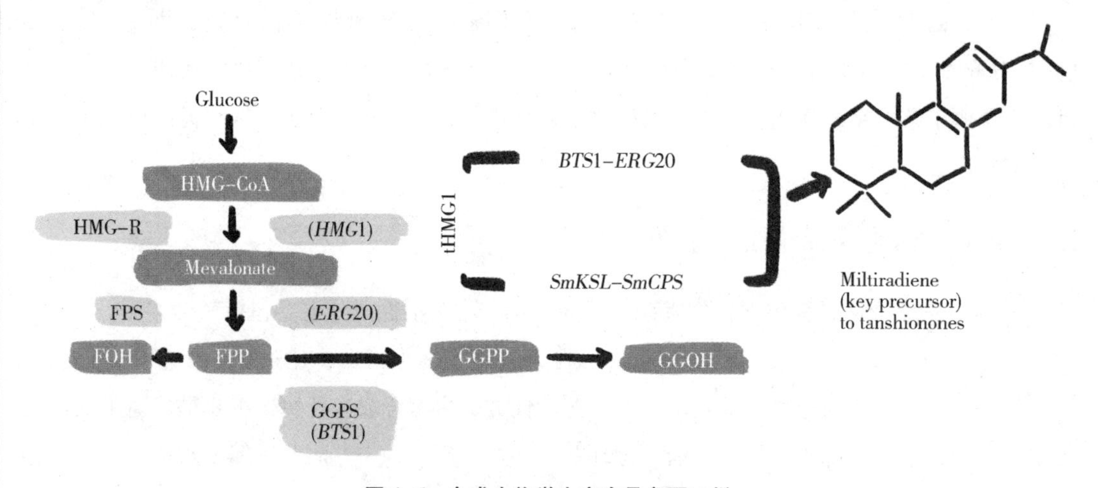


**图 4-6　合成生物学生产次丹参酮二烯**

**3. 高效半合成生产强效抗疟剂青蒿素**　青蒿素是由中药青蒿中获得的一种倍半萜类化合物，具有抗疟活性。然而，由植物中提取获得青蒿素存在供给不稳定，费时费力，价格波动大，导致 ACT 制造商的生产计划复杂化，因此获得价格实惠且能稳定供给的青蒿素显得尤为重要。青蒿二烯（amorphadiene）是青蒿素合成的重要前体，植物黄花蒿 *Artemisia annua* L. 中青蒿二烯的合成分成两个步骤：①乙酰辅酶 A（Acetyl-CoA）经 MVA 途径生成法尼基焦磷酸（FPP）；②青蒿二烯合成酶（ADS）催化 FPP 经环化反应生成青蒿二烯。目前，利用合成生物

NOTE

方法进行青蒿二烯合成研究，应用最广泛的底盘细胞是酿酒酵母 *S. cerevisiae*。利用酿酒酵母构建青蒿酸生物合成途径见图 4-7（a 为酵母体内生物代谢途径，b 为青蒿二烯经三步氧化转化成青蒿酸）。

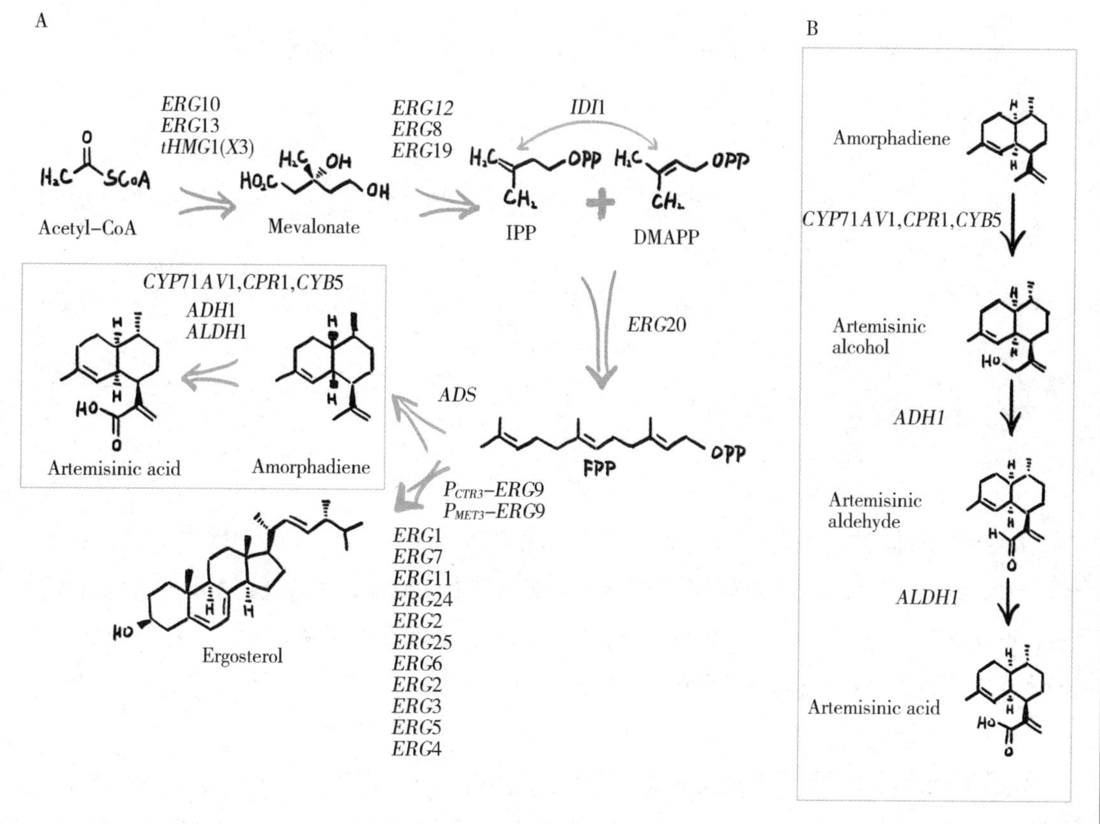


**图 4-7　利用酿酒酵母生产青蒿酸的途径**

a. 青蒿二烯与青蒿酸的产生；b. 酿酒酵母体内青蒿二烯经三步氧化法转化为青蒿酸

从植物中提取青蒿素，产量低，并且青蒿的种植受季节和地域的影响，远远满足不了市场需求。采用合成生物研究方法利用酿酒酵母大量、高效生产青蒿素的前体化合物青蒿酸，青蒿酸的产量可达到 25g/L。此外，还开发出一种实用、高效的将青蒿酸转化为青蒿素的化学工艺，这种化学工艺利用化学单线态氧为来源，避免了专门的光化学设备的需要。使用菌株和化学工艺半合成青蒿素为工业化生产提供了可行的基础，生产稳定，同时还可通过衍生化将青蒿素转化为 ACT 疗法中其他联用的活性药物成分如青蒿琥酯（artesunate）。这项技术将微生物半合成青蒿素产业化进程大大向前推进了一步，这无疑是微生物异源合成高附加值产品的一个最成功案例，为发展中国家一线抗疟药的供给和降低用药价格提供了一条途径。

# 第五章 道地药材形成的遗传机理

## 第一节 道地药材概述

### 一、道地药材的概念、属性

#### （一）道地药材的概念

道地药材是指在一定特定自然条件与生态环境内所产药材，因生产较为集中，栽培技术、采收加工也有其特点，以致较同种药材在其他地区所产者品质佳、疗效好、为世所公认而久负盛名。“道地”是对药材所具有各种优良性状的总称。常用 500 种中药材中，道地药材约占 200 种，其用量占中药材总用量的 80%。

#### （二）道地药材的属性

**1. 具有特定的质量标准及优良的临床疗效** 道地药材在长期适应当地独特生境的过程中，通常会在药材外观、质地及化学成分等方面表现出一定的特异性。特别是在化学成分上的差异，最终在临床上呈现良好疗效。

**2. 具有明显的地域性** 环境因素在道地药材品质形成中起着极其重要的作用，道地药材的形成离不开特定的产地。例如，西宁大黄、宁夏枸杞、川贝母、川芎、秦艽、关防风、怀地黄、宣木瓜、杭白芷、广陈皮、代赭石等这些药材均因质量上乘而在药材前冠以地名。

**3. 具有丰富的文化内涵和较高的经济价值** 不同的生产加工技术对道地药材的性状、药效成分的积累和分布具有选择性，栽培历史越悠久，技术越成熟，道地药材的特性就越突出。通常，道地药材质量优良、具有良好市场竞争优势，市场价均较同类非道地药材高。

### 二、道地药材形成的生物学研究

#### （一）道地药材形成的生物学内涵

道地药材是一个与生态环境、遗传变异及社会环境密切相关的、开放的复杂系统。道地药材的生物内涵是同种异地，即同一物种因其具有一定的空间结构，能在不同的地点上形成大大小小的群体单元。其中，如果某一群体产生质优效佳的品种，此品种加工出的药材即为道地药材，而这一地点则被称为药材的“道地产地”。这个同一物种在不同地点上形成的群体单元，在生物学上就称为“居群”。因此，道地药材在生物学上就是指某一物种的特定居群，这里的“特定”是由土壤、光热及阴湿等生境条件所决定，有着比较稳定的边界，是一个比较稳定的“地方居群”。

NOTE

### （二）道地药材形成的生物学原理

道地药材的形成与其历史条件、地理条件和生长的生境因子（土壤、气候）及人为因子等有关，其表型是由自身的遗传本质基因型所决定的。从生物学上说，道地药材的形成应是基因型与生境之间相互作用的产物（图5-1）。

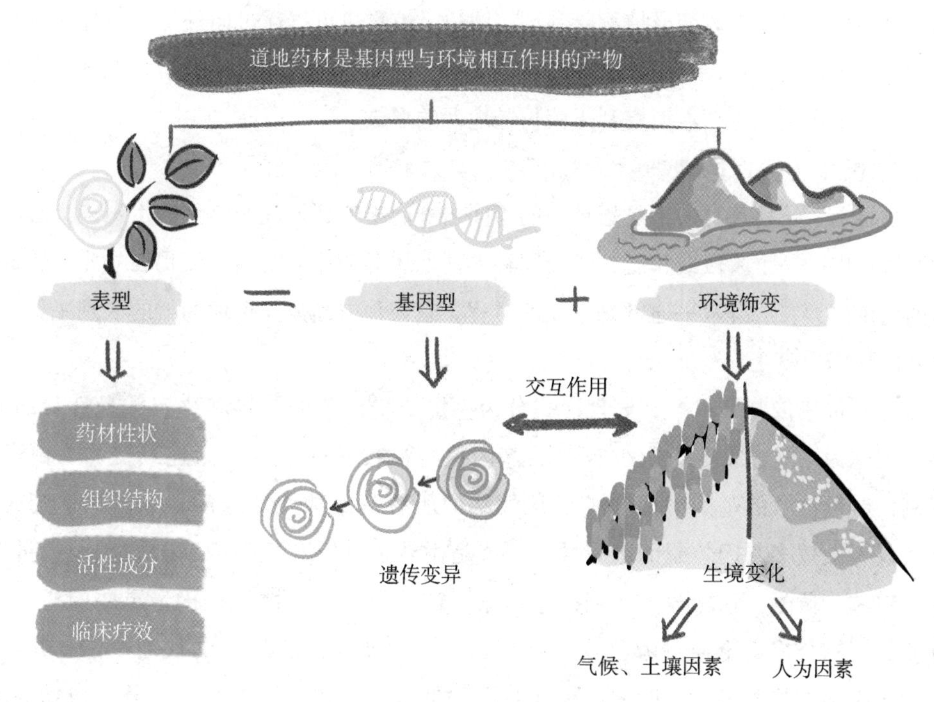


**图5-1　道地药材形成的模式图**

表型是指道地药材可被观察到的结构和功能特性的总和，包括药材性状、组织结构、活性成分含量及疗效等。这里的生境饰变是指环境影响表型的变化，表型的改变与遗传有关，环境影响表型的过程也与遗传有关。基因有产生某一特定表型的潜力，但不代表这一表型必然会实现，而是决定着一系列的可能性，究竟其中哪一个可能性得到实现，要看生境而定。因为，植物器官的生长和性状表现，都必须依靠来源于周围生境的物质，在合适的生境中产生道地药材所具有的独特表型特征。反之，在其他生境中该基因的这种调控则可能发生“弥散”，出现一种不确立性。例如，生长在东北、江苏、安徽、浙江、湖北的大戟科药用植物一叶萩中含有左旋一叶萩碱，生长在北京近郊县的多为右旋一叶萩碱，而分布于承德附近6个县的一叶萩中一叶萩碱同时具有左、右2种旋光性。

### （三）环境因素对道地药材形成的影响

由于植物的生存环境并不总是适宜的，植物在生长发育的过程中经常受到各种环境的胁迫（也称逆境）。环境胁迫的因素分为物理、化学和生物三大类。其中，物理因素包括干旱、水涝、热害、冻害、辐射、电损伤、风害等；化学因素包括营养缺乏、元素过剩、毒素、重金属毒害、pH过高或过低、盐碱、农药污染、空气污染等；生物因素包括竞争、抑制、化感作用、病虫害、有害微生物等。药用植物的生长环境不同，可能导致植物形态、生理机能以及次生代谢产物产生差异。例如，家种人参与野生品同来源于 *Panax ginseng*，但由于生长环境不同，不但形、色、气、味发生变化，其临床功效也有差距。又如，广西金州县所产金银花药材中的绿原酸含量为4.95%，广西桂林的为3.6%，山东临沂的为5.19%，江西南昌的为1.84%，重庆

NOTE

万县的为2.90%，云南马关的为1.88%，含量高低相差2.83倍，即地理环境的差异造成有效成分、疗效发生了变化。

植物在受到上述非生物或生物因子胁迫时，能通过体内抗性基因的表达，合成并积累一系列具有抗病作用的次生代谢产物，包括生物碱、黄酮、萜类、蒽醌、香豆素、木质素等化合物。当自然环境突然发生改变或植物受到环境胁迫，植物也可以通过向外界环境释放次生代谢产物抑制其他植物的生长，以提高自身的竞争能力。环境胁迫能刺激植物次生代谢产物的积累和释放，从这个意义上讲，逆境有利于植物道地性的形成。

#### （四）遗传因素对道地药材形成的影响

在生物学上，道地药材通常是指种内的不同居群尚未达到形成新物种的生殖隔离程度。可看成物种进化中的一个阶段或状态，其与同种内其他居群个体的基因交流仍在发生。因此，道地药材的遗传变异在居群水平通常是量变的过程，它与种内其他非道地药材的区别主要表现为居群内基因频率的改变。

遗传学上将遗传变异根据其表现形式分为决定质量性状的变异和决定数量性状的变异。质量性状表现为不连续变异，由少数主要基因决定；数量性状表现为连续变异，由微效多基因控制，数量性状的基因型值是控制该性状的所有基因加性效应的总和。道地药材在个体水平表现为微效多基因控制的数量性状，或是微效多基因和主基因联合控制的数量性状。萜类、生物碱、黄酮、蒽醌等一系列次生代谢产物是药材道地性最直接最重要的指标之一，这类物质的生物合成不论通过哪种次生代谢途径，都要经过相当多的代谢步骤，并涉及大量的结构基因和调控基因。因此，次生代谢产物是典型的多基因性状。此外，植物的高度、生物量等生物学性状也是多基因性状。道地药材的“道地性”在遗传上更多地表现为多基因作用下的数量性状。

## 第二节　道地药材形成遗传机理研究的方法

### 一、基于DNA序列变异的道地药材研究

变异是生物繁衍后代的自然现象，是遗传的结果。生物的亲代与子代之间以及子代个体之间性状表现存在差异的现象称为变异，分为可遗传变异与不可遗传变异。不可遗传变异是由于环境变化而造成，遗传物质没有发生改变，不会遗传给后代。例如，由于土壤肥力差异而造成的植株瘦弱矮小等性状差异不会遗传。可遗传变异是由遗传物质改变而引起的变异，遗产物质是亲代与子代之间传递遗传信息的物质，具典型细胞结构的生物遗传物质基本上是DNA，因此可遗传变异的本质就是DNA序列变异。

#### （一）利用单核苷酸多态性研究道地药材

功能基因的微小变异甚至单个碱基的变化都可对调控表型特征在数量或质量上产生影响。道地药材的“边缘效应”表明道地药材特殊的抗逆性与其优良农艺性状相关功能基因多态性具有相关性，同时多数药用植物均表现出抗虫抗病等特殊的生理现象。利用道地药材与非道地药材、不同品种之间单核苷酸位点的不同，挖掘道地药材优良性状或特殊生理现象相关基因及

药材居群鉴别的标识基因，可逐步解决药材道地性的问题。例如，通过对道地与非道地居群甘草的β-香树脂醇合成酶基因进行单链构象多态性（single-strand conformation polymor-phism，SSCP）分析，发现只在第一外显子产生不同的带型，在94bp碱基处发生碱基突变，为错义突变，导致第32个氨基酸发生甘氨酸/天冬氨酸转换。不同SSCP类型的突变分别为94A型、94A/G杂交型和94G型，其中道地居群94A型所占比例为37.1%，非道地居群94A型所占比例为5.9%，二者具有极显著差异。对等位基因频率进行分析，发现道地居群的94bp位点碱基A出现频率为67.1%、碱基G的出现频率为32.9%，非道地居群94bp位点碱基A出现频率为45.6%、碱基G的出现频率为54.4%，运用SPSS17.0进行卡方检验后发现，A、G在道地居群和非道地居群间出现的频率具有极显著差异。

#### （二）利用拷贝数多态性研究道地药材

功能基因的多态性既包括结构变异，也包括数量变异。其中，拷贝数多态性（copy number variations，CNV）是指与基因组参考序列相比，基因组中大于1kb的DNA片段缺失、插入、重复或扩增及其互相组合衍生出的复杂变异。例如，在对乌拉尔甘草3-羟基-3-甲基戊二酰CoA还原酶（3-hydroxy-3-methylglutaryl-CoA reductase，HMGR）、鲨烯合酶（squalene synthase，SQS1）及β-香树脂醇合成酶（β-amyrin synthase，β-AS）基因拷贝数进行测定的研究中发现，不同甘草植株中*HMGR*、*SQS1*及*β-AS*基因的确存在拷贝数上的变化，*HMGR*基因的拷贝数有3种类型，其中以两拷贝为主，是单拷贝的1.2倍，是三拷贝的3倍，多态性范围较广泛；*SQS1*基因的拷贝数有2种，其中以单拷贝为主，占90%，是两拷贝的9倍，多态性范围较小；*β-AS*基因均为单拷贝，不存在拷贝数多态性。根据*HMGR*、*SQS1*、*β-AS*基因的拷贝数组合将甘草样品分类，A型（2+1+1）、B型（1+1+1）、C型（3+2+1）、D型（2+2+1）、E型（3+1+1）。发现3个基因的拷贝数组合类型以A型和B型为主，存在拷贝数组合多态性。观察各甘草样品形态特征，统计分析基因拷贝数与形态特征的相关性，测定各甘草样本甘草酸含量，并分析其与基因拷贝数多态性的相关性。结果显示，甘草3个功能基因的拷贝数多态性及组合多态性与居群、形态、甘草酸含量存在明确的相关性。其中宁夏盐池的拷贝数组合类型变异最大，其次是甘肃民勤。*SQS1*及*β-AS*基因单拷贝、*HMGR*基因双拷贝的甘草植株，其叶片面积最大、甘草酸含量最高。因此，研究功能基因拷贝数多态性与道地药材形态和有效成分含量的相关性以及居群特征可为优良种质的筛选及解析道地药材形成机制奠定基础。

## 二、基于基因表达差异的道地药材研究

#### （一）道地药材基因表达的规律

中药在不同的生长、发育阶段，以及同一生长发育阶段不同组织、器官的发育、分化及药效成分的合成都是由特定基因控制的，当某种基因缺陷或表达异常时，则会出现相应的组织、器官发育异常或药效成分种类、含量的改变。同时，生存的内、外环境在不断变化，生物体所有活细胞都必须对内、外环境变化做出适当反应，这种适应调节的能力与功能基因的表达密切相关。因此，道地药材具有道地性的根本原因是药材基因型在特定时空环境中表达产生的次生代谢产物不同造成的，相关功能基因的表达在时间、空间上均表现出严格的规律，基因表达的时空特异性由特定基因的启动子、增强子与调节蛋白等相互作用决定。

NOTE

**1. 具有时间特异性** 道地药材对于采收时间要求非常严格，金元时期医家李杲谓：“根、叶、花、实，采之有时……失其时，则气味不全。”说明药材在不同的生长、发育阶段的药效成分差异较大，道地药材的形成与相关功能基因表达的时间特异性紧密相关，由于功能基因严格按一定时间顺序开启（上调）或关闭（下调），表现为与分化、发育一致的时间性，又称阶段特异性。以桑叶为例，道地桑叶多是经霜采收，研究表明桑叶总黄酮积累量在 8 月份最低，经霜后 11 月积累量达到最高值，参与黄酮类物质合成的关键酶基因 *PAL* 与 *F3H* 表达均在经霜后明显增加。

**2. 具有空间特异性** 在道地药材个体生长发育过程中，某种基因产物在个体中按不同组织、器官的空间顺序出现，这就是基因表达的空间特异性。基因表达伴随时间或阶段顺序所表现出的这种空间分布差异，实际上是由细胞在器官的分布决定的，又称细胞特异性或组织特异性。以丹参为例，丹参中脂溶性有效成分丹参酮主要分布在地下根中，参与丹参酮合成的 *CPS*1 主要在根中高表达，具有明显的组织特异性。

### （二）道地药材基因表达的方式

道地药材与其他产地的同种药材具有相同或类似的药效成分，但“地产南北相殊，药理大小悬隔”。道地药材因特殊的环境因子及优良的种质而具有较独特的药效成分，其功能基因的表达与调控是道地药材形成的内在因素。这些基因的表达方式主要有组成型表达、诱导型表达和阻遏型表达。

**1. 组成型表达** 某些基因产物对生命全过程都是必需的或必不可少的，这类基因在药用植物个体的所有细胞中持续表达，通常被称为管家基因。例如，呼吸作用中的三羧酸循环是维持细胞能量代谢的基本途径，催化该途径各阶段反应的酶编码基因就属此类基因，其中甘油醛-3-磷酸脱氢酶（glyceraldehyde-3-phosphate dehydrogenase，GAPDH）和肌动蛋白（β-actin）基因等常被用作基因表达分析中的内参基因，用以校正基因表达研究中存在的实验误差。管家基因较少受环境因素影响，而是在植物生长的大多数或几乎全部组织中持续表达，或变化很小。这类基因表达只受启动序列或启动子与 RNA 聚合酶相互作用的影响，而不受其他机制调节，被视为基本的、或组成型基因表达。事实上，组成型基因表达水平并非真的“一成不变”，所谓“不变”是相对的。

**2. 诱导和阻遏型表达** 与管家基因不同，另有一些基因表达极易受内、外环境变化影响。随内、外环境的变化，表达水平可升高或降低的基因称为奢侈基因或可诱导基因。在特定环境信号刺激下，相应的基因被激活，基因表达产物增加，这种基因是可诱导的。可诱导基因在特定环境中表达增强的过程称为诱导。例如，用茉莉酸甲酯（MeJA）喷施刺五加植株后，催化刺五加皂苷合成的鲨烯合酶（squalene synthase，SQS）基因表达上调，使其皂苷合成量提高。相反，如果基因对环境信号应答时被抑制，这种基因是可阻遏的。可阻遏基因表达产物水平降低的过程称为阻遏。例如，茉莉酸甲酯（MeJA）可降低药用植物积雪草催化合成甾醇类的环阿屯醇合酶（cycloartenol synthase）基因的转录水平，使其催化的底物更多流向三萜皂苷类合成途径。可诱导和可阻遏基因除受启动序列或启动子与 RNA 聚合酶相互作用的影响外，也受其他机制调节。诱导和阻遏是同一事物的两种表现形式，普遍存在于包括道地药材在内的整个生物界，也是道地药材适应环境和形成特有品质的基本途径。

NOTE

### （三）非生物因子在基因表达水平上对道地药材形成的影响

道地药材“离其本土，则质同而效异”，充分说明环境因子对道地药材的重要性。环境通过改变药用植物的基因表达影响道地药材的品质。产地不同，则温度、光照、湿度、大气、土质等非生物因子也随之而异，就有可能导致药用植物形态、生理机能及次生代谢产物上的差异。如盐胁迫和红光可以使黄花蒿 *Artemisia annua* L. 中青蒿素含量增加，青蒿素生物合成关键基因 *ADS* 和 *CYP71AV1* 表达上调；光照条件下，丹参 *Salvia miltiorrhiza* Bge. 的迷迭香酸和丹酚酸 B 合成增加，相关的关键合成基因 *PAL1*、*C4H*、*HPPR* 表达上调；中度干旱条件下，银杏叶中总黄酮醇苷含量最大，黄酮代谢途径 *PAL*、*C4H*、*CHS* 基因表达与黄酮含量升高趋势相对应。

### （四）生物因子在基因表达水平上对道地药材形成的影响

环境中的生物因子主要包括昆虫、草食型动物、病原微生物及他种植物等，从基因表达水平探索生物因子对道地药材形成的影响将有利于深入解析道地药材的成因。如丹参内生真菌 D16 中蛋白-多糖部位（protein-polysaccharides fraction，PSF）可刺激丹参酮生物合成途径中的 5 个关键酶基因 *HMGR*、*DXR*、*GGPPS*、*CPS* 和 *KSL* 的表达；食草动物取食能引起植物体内信号物质茉莉酸类化合物积累，诱导长春花中 *ORCA*（octadecanoid - derivative responsive *Catharanthus* AP2-domain）基因的表达并激活先前存在的 *ORCA*，*ORCA* 与调控元件 JERE（jasmonate- and elicitor- responsive element）结合启动异胡豆苷合成酶基因，异胡豆苷合成酶是类萜吲哚生物碱合成的关键酶，从而提高长春花碱的含量。植物不但对动物、病原菌等“异类”有作用，植物彼此之间的竞争程度也十分剧烈，植物可以通过次生代谢产物来抑制其他植物的发芽或生长，即异株相克现象。如南加利福尼亚州的白叶鼠尾草 *Salvia leucoulla* 和加利福尼亚蒿 *Artemesia californica* 在夏季释放大量的单萜化合物（主要是樟脑和 1,8-桉树脑），这些萜类存在于空气中、降落在地面并吸附在土壤中，从而抑制其他植物的正常生长，与这些萜类合成相关的基因表达明显上调。

## 三、基于 DNA 甲基化的道地药材研究

在众多修饰机制中，DNA 甲基化是基因组一种重要的表观遗传修饰方式，是调节基因组功能的重要手段。在植物中，表观遗传有两个层次的含义：一是同一基因型在不同环境下有不同的表型变化，这种表型变化是环境与基因组相互作用，引起基因选择性表达的结果，而不是 DNA 序列发生变化的结果；二是这种表型变化能够遗传给下一代，环境或胁迫诱导的修饰改变大多数在胁迫去除后会恢复到原始状态，而有一些却稳定了下来，可能作为一种“胁迫记忆”，这种“胁迫记忆”可以通过有丝分裂和减数分裂遗传给子细胞或下一代，当植物再次遭遇胁迫时，这种“表观胁迫记忆”可以帮助子代更有效地应对同样的胁迫。

### （一）DNA 甲基化影响道地药材形成的生物学效应

**1. DNA 甲基化与基因表达调控**　植物 DNA 甲基化修饰作用在基因表达、细胞分化以及生长发育过程中起着重要的调节作用，DNA 甲基化模式的改变可以影响植物的花期、育性、形态等，并在植物印记、逆境胁迫、杂种优势方面起到一定的作用。植物 DNA 甲基化的生物学作用主要通过参与植物基因表达的调控，进而调节植物的生长发育。在植物中，甲基化水平不足使植株产生明显的表型异常。基因的转录与否决定了基因表达的开启和关闭，而 DNA 甲基

NOTE

化在转录过程中起到了至关重要的作用。当基因处于表达状态时甲基化水平往往很低，随着生长发育的进行需要将该基因关闭，就会在该基因的启动子区发生甲基化，使基因转录受到抑制，基因失活，终止其表达；而一些处于关闭状态的基因应生长发育的需求进行活化，开启表达，这时该基因的启动子区发生去甲基化，转录表达。大量研究表明，基因表达活性同DNA胞嘧啶甲基化程度之间存在负相关性，DNA甲基化程度越低，基因表达活性越高；反之，DNA甲基化程度越高，基因表达活性也就越低。这样，DNA甲基化在植物不同发育时期和不同环境下有效调控基因的时空表达，实现其重要的表观遗传作用。

**2. DNA 甲基化与表型变异** 道地药材形成的环境饰变又称为表型可塑性，是环境对基因型表达的一种修饰。越来越多的证据表明，表观遗传修饰与物种间和物种内的表型变异有关，以DNA甲基化为主的表观遗传提供了另一层面的变异，这种变异通过感受环境刺激并对基因表达模式进行“可塑性”调节，介导基因型与内外环境因素之间的关系，影响个体发育过程，并控制表型的发生。因此，分析药材功能基因在内外环境下选择性表达遗传信息的分子机制，并结合表型分析结果开展药材道地性特征形成的表观遗传学机制研究，将为道地药材特征辨识提供理论支撑。

### （二）表观遗传对道地药材道地性的影响

随着表观遗传机制研究的不断深入，越来越多的证据表明，表观遗传修饰在调控植物生长发育、应对环境变化以及适应生态环境方面发挥着极其重要的作用。病毒和病原体对植物生长发育所造成的胁迫，影响到植物基因组DNA甲基化水平；干旱、盐害、冷害等，诱导植物基因组的DNA甲基化水平发生动态的变化，而这种甲基化的改变可通过调控基因表达使植物能够更好的适应外界环境的变化。植物对环境胁迫诱导的应答或抗性可以是短暂时，也可以是长期的，这种获得抗性也可以是跨代遗传的，后者称为植物胁迫记忆或印记。经历胁迫的植物后代即使在没有胁迫条件下，也显示出基因组整体的超甲基化状态。这种超甲基化可能是植物采取的一种胁迫环境下维持基因组稳定性的防御机制。经历非生物胁迫的拟南芥后代对胁迫的抗性得到增强，如以根长度为指标，重金属离子处理的植物后代对相同的离子胁迫也有较强的耐性。经历胁迫的植物后代也增强了对其他胁迫的交叉抗性，如盐胁迫增强了植物后代对其他胁迫的交叉抗性。

由此可见，不同生态胁迫对同一品种的长期影响可能会形成独特的药材表观遗传模式，从而产生药材道地性表型特征。而不同产地间药材表观遗传的变异可以来自随机表观突变，但更主要还是来源于由环境变化产生的压力。即道地药材是长期适应逆境的产物，道地性可能是在经历了无数次环境胁迫中获得的。从表观遗传的角度来看，变异的诱因一方面是药材环境适应性变化的选择者，另一方面在环境压力的选择下，表观突变速率往往远高于基因突变，体现了环境因素是道地药材形成的根本动力，而时间和空间的连续性造就药材遗传与表型的连续性。新的表观遗传修饰可以是一个种群中多个个体同时发生的，尽管这种突变可以通过表观遗传复位的方式被损耗，但只要环境压力保持足够长的时间，在种群中总的表观突变频率可以在十几代内迅速达到一个稳定的频率。对个体来说，对比发生率极低的基因突变率，多个表观突变可以在同一个体中同时发生，因此对环境波动有更好的适应性。因此，相较于DNA序列信息，表观突变作为道地药材道地性形成的主要驱动力更具有说服力。

NOTE

## 四、基于分子谱系地理学的道地药材研究

### （一）分子谱系地理学的概念与发展

**1. 分子谱系地理学的概念**　谱系地理学（又称为亲缘地理学，或分子系统地理学）是John C. Avise等人于1987年提出的新兴学科。主要是运用生物技术研究物种种内及近缘物种间谱系分支的进化关系及谱系分支与其地理分布之间的联系，并综合古植物学、古气候学等资料，追溯现代分布种群的进化历程及其分布格局形成的历史原因。谱系地理学属于生物地理学的一个分支，它与传统生物地理学的差别在于，后者往往强调较高分类阶层的地理分布，而谱系地理学分析的重点在于从居群水平上使用谱系和地理的资料来推断种群动态和进化的历史过程。由于同时考虑了时间和空间尺度，谱系地理学被看作是连接居群遗传或微观演化与物种形成或宏观演化之间的桥梁。

**2. 分子谱系地理学的发展**　1979年，Avise等人应用线粒体DNA（mtDNA）限制性酶切技术探讨了囊鼠地理种群间系统发育关系，发现囊鼠明显被分为东部和西部两支，并分析了分支内单倍型的关系，证明线粒体基因片段可以用于种内基因世系与地理相关性的研究，该研究被认为是谱系地理学的雏形。由于动物mtDNA具有母系遗传、丰富的种内变异以及没有遗传重组等特点，使得动物谱系地理学迅速发展。

20世纪90年代初，随着叶绿体DNA（cpDNA）通用引物的出现，加快了这一学科在植物研究中的进程。叶绿体DNA（cpDNA）是高等植物细胞核外除线粒体DNA（mtDNA）的另外一种半自主遗传系统。它的基因组与核基因表现出不同的突变模式。在结构和序列上相对保守，极少或没有发生重组，所编码基因的含量、组成、排列和结构在同种叶绿体基因组内一致，即在不同的植物之间变异率适中。叶绿体基因组小，易于测序，而且均为母系单亲遗传，几乎所有的基因都是单拷贝。在道地药材形成的分子机制研究中，主要使用的叶绿体基因片段有*rbc*L基因、*mat*K基因和*trn*H-*psb*A非编码区序列等。*mat*K基因位于叶绿体*trn*K基因的内含子中，是叶绿体基因组的蛋白编码区中进化最快的基因之一。例如，对不同道地产区大黄药材质量形成的遗传学机制进行研究发现，在地理距离上相邻或较为接近的产区，即相同道地产区大黄的*mat*K单倍型相似或接近，聚类分析多聚为同一支，这说明不同道地产区药材质量差异的形成可能与其遗传基础的差异相关。

近20年来，伴随着PCR技术、DNA测序技术、计算机技术的不断进步和居群遗传学统计理论的持续发展（如溯祖理论、中性理论、居群扩张等），运用分子谱系学开展道地药材遗传分化、道地性形成以及种质资源评价的研究工作相继取得了一定进展。

### （二）分子谱系地理学的研究方法

**1. 分子谱系地理学的基本理论**　传统的群体遗传学是把物种种群作为基本研究单元，分析变量通常是种群的基因频率和基因型频率，研究视角属于前瞻性的，即预测种群基因频率达到平衡时的状态。分子谱系地理学主要关注基因谱系关系，基本研究单元不再是种群，而是个体或单倍型；研究视角属于回顾性的，即建立起基因谱系（单倍型）之间的历史传承关系，以及回推至共同祖先所经历的历史事件，正是溯祖理论所关注的问题。因此，溯祖理论为谱系地理学提供了一个非常重要的理论框架。

溯祖理论是谱系地理研究的基础理论，是探讨种内或近缘种间基因谱系的数学统计和方法

NOTE

论，是基因漂变的反向理论。该理论认为，在一个特定的群体中，所有的等位基因都是从一个最近共同祖先（most recent common ancestor，MRCA）遗传而来的。对于一组个体或DNA序列的祖先，把找到一个共同的祖先称为一次共祖事件，这些遗传关系可以通过基因谱系表现出来，利用统计学方法可以描述这些谱系间的历史连接过程，回推找到共同祖先。DNA序列遗传信息不仅可以反映单倍型（染色单体内具有统计学关联性的单核苷酸多态性）之间的亲缘关系，同时还包含了不同尺度居群结构变化的信息。将DNA序列数据依据溯祖理论转换成谱系图后，每一节点代表了一次溯祖事件，节点的分布情况可以反映居群大小的历史信息。溯祖理论是探讨居群迁移、基因交流、生殖隔离和杂交事件，以及推测不同的谱系分化时间的理论基础。

**2. 分子谱系地理学研究方法** 在PCR和DNA测序技术的推动下，分子谱系地理学分析通常是在筛选适合的基因片段后（动物通常是mtDNA，植物通常是cpDNA），对所研究对象进行测序，然后对获得的单倍型进行定性描述。主要描述对象包括：①单倍型的系统发育关系和谱系关系，前者以系统树的形式出现，而后者以网络图的形式出现；②对单倍型的地理分布进行描述，一般采用地理信息系统软件（如ArcGIS）将不同的单倍型绘制在地图上；③基因谱系分化时间的估算，目前比较流行的方法是采用贝叶斯估算分歧时间，常用的软件是Beast；④采用一些常见群体遗传学软件，如DnaSP、Arliquin等，对研究类群的群体遗传参数（如遗传多样性、遗传分化）进行计算；⑤利用mismatch分析、skyline分析以及一些参数检测群体大小动态。为了改变判断谱系地理格局主观性强的弊端，巢式支系谱系地理学分析法（nested clade phylogeographic analysis，NCPA）在谱系地理学研究中被广泛应用。NCPA法整合了基因谱系、单倍型频率和地理位置信息，把统计检验引入了亲缘地理学分析的大部分环节中，很大程度上避免了谱系格局推断上的主观性。NCPA法可用软件ANECA构建，其核心是将近缘的单倍型彼此相连并进一步形成高阶的支系（即组巢），借助这样一阶套一阶的单倍型巢式连接关系并结合谱系的地理分布和NCPA法所设计的一套检索表，可推测造成单倍型具有显著地理格局的具体原因，如分布区扩张、地理隔离、片段化等。

### （三）分子谱系地理学在道地药材研究中的应用

谱系地理学在植物中的应用主要集中在对物种的冰期避难所及冰期后的迁移模式的推测、地理隔离对居群遗传结构影响的分析、近缘种间或居群间歧化时间的估测、栽培植物起源的探讨、物种保护单元的确定等方面。作为居群遗传变异研究新的诠释工具，分子谱系地理学为道地药材居群演化规律的研究提供了全新的理论指导和研究方法上的突破，在道地药材的遗传分化模式与道地性形成的相关性研究、药材产地鉴别标记的筛选、药用植物核心种质构建及道地药材栽培起源等方面展现出广阔前景。

**1. 道地性的遗传基础** 揭示道地性的遗传基础必须阐明该种药用植物遗传分化的地理模式。根据不同药用植物具有的不同居群遗传分化的谱系地理模式可以得出该种植物道地居群的遗传分化程度，利用NCPA法进行谱系地理分析能对居群遗传分化模式作出定量推断，再进一步分析与道地性形成的相关性。主要的居群遗传分化模式为以下3种。

模式一：异域片段化。在这种模式下，居群间的基因交流几乎或完全阻断，居群间的单倍型频率相差很大或完全不同，这种模式中的道地居群与非道地居群必然存在较大的遗传分化，道地与非道地居群在遗传上有明显的间断性，道地性的形成可能与居群间的遗传分化直接相关。

NOTE

模式二：受距离影响的有限基因流。在这种模式下，居群间的基因流随着地理距离的增大而逐渐减小，居群间单倍型频率的差异随着地理距离的增大而逐渐增大，这种模式中的道地居群与非道地居群之间的遗传分化必然是一个连续变异过程，道地性的形成与居群间的遗传分化部分相关。

模式三：分布区快速扩展，包括长距离传播和邻近区域的快速扩展。长距离传播指一个居群的种子通过一些特殊媒介（如鸟类）传播到离分布区很远的地方而形成新的居群，这种情况下相距很远的2个居群可能会有非常相似的单倍型频率，而相邻的居群却有相对较大的遗传分化。如果这种情形刚好发生在道地药材的居群中，而单倍型频率相似居群的地理位置与某药材多道地产区的分布相符合，那么道地性的形成与遗传分化直接相关；如果不符合或只有一个道地产区，则该药材道地性的形成显然与遗传分化不相关。邻近区域的快速扩展是指一个物种的分布区短时间内在邻近区域迅速扩展（如入侵植物、克隆植物等），这种情况下居群间的基因交流几乎没有阻障，居群间的单倍型频率几乎完全一样，没有遗传分化。这种模式下的药用植物很难形成道地药材。

**2. 药材产地鉴别标记的筛选**　道地药材的产地鉴别实质上是生物种下居群水平的遗传分化问题，所依据的理论是分子谱系地理学和群体遗传学，所选用的DNA片段相对于物种水平鉴别标记（DNA条形码）应具有更快的进化速率。首先，通过对道地药材基原植物的谱系地理分析，可以准确推断其居群的遗传分化模式，并对道地性的形成是否与遗传分化相关性作出有效判断。对于与遗传因素明显不相关的道地药材，可排除进行产地鉴别的可能；对于与遗传因素明显相关的道地药材，可进一步判断道地与非道地居群之间是否留下DNA差异“烙印”：先将道地居群所具有的单倍型称为道地单倍型，如果道地单倍型在道地居群中的频率显著大于非道地居群中的频率，表明道地与非道地之间存在明显的DNA差异“烙印”，这类具有道地居群特有的单倍型可直接用于药材产地鉴别的标记。

**3. 栽培起源研究**　由于药用植物的栽培历史没有农作物的栽培历史长，并且尚处于驯化早期，因此对药用植物的栽培起源研究能够很好地揭示其在驯化早期遗传背景的变化，更好地了解植物如何成药的过程。目前，有关药用植物栽培最经典的研究实例是利用谱系地理学的方法，阐明了栽培过程对药用植物黄芩遗传多样性的重要影响，并探讨了栽培黄芩的起源问题。研究发现黄芩的道地产区是祖先单倍型HapG的分布区，是黄芩的起源中心和多样化中心，进一步证明道地药材存在显著的遗传分化，验证了道地性越明显，其基因特化越明显。

## 五、基于系统生物学的道地药材研究

### （一）系统生物学的概念与发展

系统生物学（systems biology）是在细胞、组织、器官和生物体水平上研究结构和功能各异的生物分子及其相互作用，并在系统性试验和分析的基础上建立有效数学模型来定量描述和预测生物功能、表型和行为的科学。系统生物学作为后基因组时代的标志，是继基因组学、蛋白质组学等组学提出之后，首次在分子生物学知识框架下，从整体层次上研究生命系统的一门新兴科学，与分子生物学集中于研究单独的个体成分不同，它是研究一个生物系统中所有组成成分（基因、mRNA、蛋白质等）的构成，以及在特定条件下这些组分间的相互关系。

系统生物学的发展经历了三个历史时期：20世纪60~70年代的生态系统，包括系统生态学与行为、心理学的研究；20 世纪 70~80 年代的生理系统，包括系统生理学与神经、内分泌、免疫学的研究；20 世纪 90 年代以来的遗传系统，包括对系统遗传学与胚胎、发育生物学的研究。21 世纪开始，权威刊物 *Nature*、*Science* 发表“系统生物学”“合成生物学”等专刊，推动了系统生物学进入全球化迅速发展时代。

### （二）系统生物学的网络特征

生物系统是指由基因、蛋白质、小分子各种分子组成的复杂网络系统。用网络系统学方法研究生命，是系统生物学研究的最大特征。生物系统网络性和复杂性表现在四个层次：第一层次是研究在基因、RNA、蛋白以及代谢物质水平的变化，如何把基因组数据、转录组数据、蛋白质组数据和代谢组数据整合在一起分析是其目标；第二层次是基因、蛋白、代谢物等可以形成一些功能性连接，如基因调控、代谢网络和信号传导等途径等；第三层次是各种网络和途径又可以进一步组合成功能性模块，来完成细胞内功能；第四个层次是不同功能模块可以形成一个复杂的系统，包括细胞内不同细胞器之间的相互联系、细胞与细胞之间的通讯、细胞与间质细胞的联系，最后形成组织、器官和个体。

将生物体抽象成各种复杂网络来进行研究的方法作为系统生物学的研究方向之一，现在普遍应用于系统生物学探索生物体系统领域。网络和系统之间实际上存在着一种相互对应的关系。一个网络可以看作是一个系统，可以用系统科学思想和理论去处理；同时，一个系统也可以抽象成一个网络，借助网络概念、属性和复杂网络研究的各种方法来理解系统的演化和行为。现在经常讨论的有蛋白质-蛋白质相互作用网络、蛋白质-核酸相互作用网络、蛋白质-代谢物相互作用网络等。此外，某些功能上的相互作用也能以网络语言来表述，如将小分子的酶解物看作是一个代谢网络的结点，而将酶催化反应作为边，由于代谢过程中的许多反应是不可逆的，还可以给边定义相应的方向，这样就构建了一个有向的代谢网络；如果考虑结点或边的异质性，可以给不同结点或边赋予一定的权重值，从而构建出加权网络。

### （三）系统生物学的研究方法与应用

**1. 研究方法** 研究系统生物学是充分利用各种组学技术，来研究生物系统间分子影响差异，从而外推环境化学在生物系统中作用过程，建立数学模式评估 mRNA、蛋白质、代谢水平的变化或差异，阐明整体生物学效应，描述和预测生物功能、表型和行为。系统生物学主要的技术与平台是由基因组学、转录组学、蛋白质组学、代谢组学、相互作用组学和表型组学构成。研究方法根据所使用研究工具的不同可分为两类：实验性方法和数学建模方法。

（1）*实验性方法* 通过进行控制性的反复实验来理解系统，基本工作流程为 4 个阶段：①对选定的某一生物系统的所有组分进行研究，描绘出该系统的结构，构建出一个初步的系统模型；②系统地改变被研究对象的内部或外部条件，观测系统所发生的相应变化，整合全部信息；③把实验获得数据与根据模型预测的情况进行比较，并对初始模型进行修订；④根据修正后的模型，设定新的改变系统状态的实验，重复②③步，不断通过实验数据对模型进行修订和精炼，使其模型更为完善，达到能满足定量和预测的目标。

（2）*数学建模方法* 根据系统内在机制对系统建立动力学模型，定量描述系统各元素之间的相互作用，进而预测系统的动态演化结果。首先选定要研究的系统，确定描述系统状态的主要变量，以及系统内部和外部环境中所有影响这些变量的重要因素，然后深入分析这些因素与状态变量之间的因果关系，以及变量之间的相互作用方式，建立状态变量的动态演化模型，再利用数学工具对模型进行求解或者定性定量分析，充分挖掘数学模型所反映系统的动态演化性质，给出可能的演化结果，从而对系统行为进行预测。在对生物系统进行数学建模时，使用什么样的数学工具要根据研究的具体内容来定。一般来讲，可以选择普通微分方程、随机微分方程、元胞自动机等等。

**2. 应用前景**　目前系统生物学研究主要集中在基因表达、基因转换开关、信号转导途径，以及系统出现疾病的机理分析四个方面。

用系统生物学的思维和方法来研究药用植物次生代谢物的形成，包括次生代谢物的生源途径、信号分子的信号传递，代谢物的形成和积累与外界环境相互作用的关系，其最大的特点是在还原论基础上的整体性研究，可以充分发掘药用植物次生代谢物生物合成的相关基因、转录因子、信号分子以及环境因子；构建次生代谢物生物合成基因表达调控系统模型，为次生代谢物代谢工程和全面阐释次生代谢物形成的分子机制提供理论基础，并对于系统阐释中药有效成分成因和道地药材形成机制、药用植物资源合理开发利用等具有重要意义。

NOTE

# 主要参考文献

1. 胡世林．中国道地药材［M］．哈尔滨：黑龙江科学技术出版社，1989.

2. 胡世林. 现代道地论概要［J］．中国中医药信息杂志，1995，2（7）：7.

3. 胡世林，廖福龙. 中药材道地性与生物多样性［J］. 中国医药学报，1999，14（5）：16.

4. 胡之璧．中药现代生物技术［M］．北京：人民卫生出版社，2009.

5. 黄璐琦，陈美兰，肖培根．中药材道地性研究的现代生物学基础及模式假说［J］．中国中药杂志，2004，29（6）：494.

6. 黄璐琦，高伟，周洁，等．系统生物学方法在药用植物次生代谢产物研究中的应用［J］．中国中药杂志，2010，35（1）：8-10.

7. 黄璐琦，郭兰萍，胡娟，等．道地药材形成的分子机理及其遗传基础［J］．中国中药杂志，2008，33（20）：2303-2308.

8. 黄璐琦，郭兰萍，吕冬梅．道地药材的属性及研究对策［J］．中华中医药学会四大怀药与地道药材研究论坛暨中药炮制分会第二届第五次学术会议与第三届会员代表大会论文集，2007，6-9.

9. 黄璐琦，刘昌孝．分子生药学［M］．3 版．北京：科学出版社，2015.

10. 黄璐琦，王永炎．药用植物种质资源研究［M］．上海：上海科学技术出版社，2008.

11. 黄璐琦，张瑞贤．"道地药材"的生物学探讨［J］. 中国药学杂志，1997，9（32）：563.

12. J. 萨姆布鲁克，D. W. 拉塞尔．分子克隆实验指南［M］．3 版．北京：科学出版社，2002.

13. 刘吉华．中药生物技术［M］．北京：中国医药科技出版社，2015.

14. 马昭，唐承晨，张纯，等．内生菌与宿主植物关系对中药材道地性研究的启示［J］．上海中医药大学学报，2015，29（6）：4-11.

15. 彭司华，周洪亮，彭小宁，等．系统生物学的分析与建模［J］．信息与控制，2004，33（4）：457-461.

16. Weaver RF. 分子生物学［M］．5 版．北京：科学出版社，2013.

17. 肖培根，陈士林，张本刚，等．中国药用植物种质资源迁地保护与利用［J］．中国现代中药，2010，12（6）：3-5.

18. 杨生超，赵昶灵，文国松，等．植物药材道地性的分子机制研究与应用［J］．中草药，2007，38（11）：1738-1741.

19. 杨致荣，毛雪，李润植．植物次生代谢基因工程研究进展［J］．植物生理与分子生物学学报，2005，31（1）：11-18.

20. 袁媛，黄璐琦．中药资源转录组分析操作指南［M］．上海：上海科学技术出版社，2016.

21. 袁媛，魏渊，于军，等．表观遗传与药材道地性研究探讨［J］．中国中药杂志，2008，40（13）：2679-2683.

22. 张景海．药学分子生物学［M］．5 版．北京：人民卫生出版社，2016.

23. 中国药材公司. 中国中药资源 [M]. 北京：科学出版社，1995.

24. 中国药材公司. 中国中药区划 [M]. 北京：科学出版社，1995.

25. 朱玉贤，李毅，郑晓峰，等. 现代分子生物学 [M]. 4版. 北京：高等教育出版社，2013.

26. Adams MD, Kelley JM, Gocayne JD, et al. Complementary DNA sequencing: expressed sequence tags and human genome project [J]. Science, 1991, 252 (5013): 1651-1656.

27. Carvin MR, Saitoh K, Charrett AJ. Application of single nucleotide polymorphism to mo-modle species: a technical review [J]. Molecular Ecology Resources, 2010, 10 (6): 915-934.

28. Chat J, Jauregui B, Petit R J, et al. Reticulate evolution in kiwifruit (Actinidia, Actinidiaceae) indentified by comparing their maternal and paternal phylogenies [J]. American Journal of botany, 2004, 91 (6): 736-747.

29. Chomczynski P, Sacchi N. Single-step method of RNA isolation by acid guanidinium thiocyanate-phenol-chloroform extraction [J]. Analytical Biochemistry, 1987, 162 (1): 156-159.

30. Facchini PJ. Alkaloid biosynthesis in plants: biochemistry, cell biology, molecular regulation, and metabolic engineering applications [J]. Annual Review of Plant Biology, 2001, 52 (1): 29-66.

31. Fu XD. Non-coding RNA: a new frontier in regulatory biology. National Science Review, 2014, 1 (2): 190-204.

32. Han YY, Ming F, Wang W, et al. Molecular evolution and functional specialization of chalcone synthase superfamily from *Phalaenopsis*, Orchid [J]. Genetica, 2006, 128 (1): 429-438.

33. Hibi N, Higashiguchi S, Hashimoto T, et al. Gene expression in tobacco low-nicotine mutants [J]. Plant Cell, 1994, 6 (5): 723-735.

34. Jeffreys AJ, Wilson V, Thein SL. Individual-specific 'fingerprints' of human DNA [J]. Nature, 1985, 316, 76-79.

35. Jeffreys AJ, Wilson V, Thein SL. Hypervariable 'Minisatellite' regions in human DNA [J]. Nature, 1985, 314, 67-73.

36. Kai K, Shimizu BI, Mizutani M, et al. Accumulation of coumarins in *Arabidopsis thaliana* [J]. Phytochemistry, 2006, 67 (4): 379-386.

37. Kendall MD. Rank Correlation Methods [M]. 3rd ed. London: Charles Griffin, 1970.

38. Lei Yang. Biosynthesis oftanshinone and its regulation in *Salvia miltiorrh* [J]. Botanical Research, 2013, (2): 73-78.

39. Li F, Niu B, Huang Y, et al. Application of high-resolution DNA melting for genotyping in lepidopteran non-modle spesis: *Ostrinia furnacalis* (Crambidae) [J]. PLoS One, 2012, 7 (1): 29-64.

40. Marques JV, Kim KW, Lee C, et al. Next generation sequencing in predicting gene function inpodophyllotoxin biosynthesis [J]. Journal of Biological Chemistry, 2013, 288 (1): 466-479.

41. Martens S, Mithöfer A. Flavones and flavone synthases [J]. Phytochemistry, 2005, 66 (20): 2399-2407.

42. Matsuda J, Okabe S, Hashimoto T, et al. Molecular cloning ofhyoscyamine 6 beta-hydroxylase, a 2-oxoglutarate-dependent dioxygenase, from cultured roots of *Hyoscyamus niger* [J]. Journal of Biological Chemistry, 1991, 266 (15): 9460-9464.

43. Negishi O, Ozawa T, Imagawa H. Methylation of xanthosine by tea-leaf extracts and caffeine biosynthesis [J]. Agricultural and Biological Chemistry, 1985, 49 (3): 887-890.

44. Paddon CJ, Westfall PJ, Pitera DJ, et al. High-level semi-synthetic production of the potent antimalarial

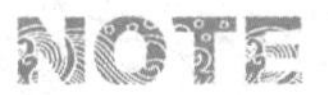

artemisinin [J] . Nature, 2013, 496: 528-532.

45. Paré PW, Tumlinson JH. Plant volatiles as a defense against insect herbivores [J] . Plant Physiology, 1999, 121: 325-331.

46. Pati N, Showinsky V, Kokanovic O, et al. A comparison between SNP shot, pyrosequencing, and biplex invader SNP genotying method: accuracy, cost, and throughput [J] . Journal Biochemical Biophysiological Methods, 2004, 60 (1): 1-12.

47. Patterson S, O'Hagan D. Biosynthetic studies on thetropane alkaloid hyoscyamine in *Datura stramonium*; hyoscyamine is stable to in vivo oxidation and is not derived from littorine via a vicinal interchange process [J] . Phytochemistry, 2002, 61 (3): 323-329.

48. Qu Y, Easson MLAE, Froese J, et al. Completion of the seven-step pathway from tabersonine to the anticancer drug precursor vindoline and its assembly in yeast [J] . Proceedings of the National Academy of Sciences, 2015, 112 (19): 6224-6229.

49. Sudha G, Ravishankar GA. Involvement and interaction of various signaling compounds on the plant metabolic events during defense response, resistance to stress factors formation of secondary metabolites and their molecular aspects [J] . Plant Cell, Tissue and Organ Culture, 2002, 71: 181-212.

50. Tavangar K, Hoffman AR, Kraemer FB. A micromethod for the isolation of total RNA from adipose tissue [J] . Analytical Biochemistry, 1990, 186 (1): 60-63.

51. Tuteja JH, Clough SJ, Chan WC, et al. Tissue-specific gene silencing mediated by a naturally occurring chalcone synthase gene cluster in *Glycine max* [J] . Plant Cell, 2004, 16 (4): 819-835.

52. Union for the Protection of New Varieties of Plants. Guide lines for molecular marker selection and database construction, BMT Guidelines (Proj. 3) [M] . Geneva: UPOV, 2005.

53. Wang SH, Zhang LL, Meyer E, et al. Consruction of a high - resolution genetic linkge map and comparative genome analysis for the reef-building coral *Acropora millepora* [J] . Genome Biolgy, 2009, 10 (11): 126.

54. Winkler A, Hartner F, Kutchan TM, et al. Biochemical evidence that berberine bridge enzyme belongs to a novel family of flavoproteins containing a bicovalently attached FAD cofactor [J] . Journal of Biological Chemistry, 2006, 281 (30): 21276-21285.

55. Zhou YJ, Gao W, Rong Q, et al. Modular pathway engineering of diterpenoid synthase and the mevalonic acid pathway for miltiradiene production [J] . Journal of the American Chemical Society, 2012, 134: 3234-3241.

56. Ziegler J, Facchini PJ. Alkaloid biosynthesis: metabolism and trafficking [J] . Annual Review of Plant Biology, 2008, 59: 735-769.

NOTE